SAÚDE MENTAL
E O CÂNCER HEMATOLÓGICO
AMPLIANDO O OLHAR SOBRE A VIDA

Saúde Mental e o Câncer Hematológico:
Ampliando o Olhar sobre a Vida

ORGANIZADORES

Caio Henrique Vianna Baptista
Flávia R. Sayegh Dallemule
Melissa Abreu Pereira

B307 LIVRARIA & SAÚDE

Rua Santa Isabel, 307
Vila Buarque, São Paulo, SP
CEP 01221-010
Tel.: (11) 3222-3634

b307livraria@gmail.com
www.b307.com.br

Dados Internacionais de Catalogação na Publicação (CIP)
(Câmara Brasileira do Livro, SP, Brasil)

Saúde mental e o câncer hematológico : ampliando o olhar sobre a vida / organização Caio Henrique Vianna Baptista, Flávia R. Sayegh Dallemule, Melissa Abreu Pereira; prefácio Catherine Moura da F. Pinto; apresentação Fábio Augusto Fedozzi. – 1. ed. – São Paulo : B307 Livraria e Saúde, 2024.

ISBN 978-65-85608-04-6

1. Câncer – Aspectos psicológicos 2. Câncer – Cuidados 3. Hematologia 4. Oncologia – Aspectos psicológicos I. Baptista, Caio Henrique Vianna. II. Dallemule, Flávia R. Sayegh. III. Pereira, Melissa Abreu. IV. prefácio Catherine Moura da F. Pinto, apresentação Fábio Augusto Fedozzi.

24-222624 CDD-616.992

Índices para catálogo sistemático:

1. Oncologia médica : Diagnóstico e tratamento : Medicina 616.992

Aline Graziele Benitez – Bibliotecária – CRB-1/3129

SAÚDE MENTAL E O CÂNCER HEMATOLÓGICO

AMPLIANDO O OLHAR SOBRE A VIDA

ORGANIZADORES

Caio Henrique Vianna Baptista
Flávia R. Sayegh Dallemule
Melissa Abreu Pereira

PREFÁCIO
Catherine Moura da F. Pinto

APRESENTAÇÃO
Fábio Augusto Fedozzi

B307 LIVRARIA & SAÚDE

À Merula Stegall (*in memoriam*) que sempre foi fonte de inspiração para o nosso trabalho e para a vida, nos mostrando diariamente que não há desafio no mundo que não possa ser vivido com determinação e conquistas.

Aos pacientes e às famílias que nos permitem dar as mãos em momentos delicados para caminharmos juntos na mesma direção.

À Accord Farma, patrocinadora deste livro, que de forma generosa viabilizou e valorizou o trabalho aqui feito em prol dos pacientes onco-hematológicos e suas famílias.

À Abrale, instituição merecedora de todo nosso aplauso e reverência pelo seu grandioso trabalho de apoio e orientação gratuito aos pacientes onco-hematológicos e suas famílias.

A todos os voluntários e membros dos comitês multidisciplinares da Abrale que fazem parte deste projeto.

À jornalista Tatiane Motta que com seu olhar atento, delicado e profissional nos ajudou na revisão desta obra.

ORGANIZADORES

Caio Henrique Vianna Baptista

Psicólogo; Mestre em Ciências pela Faculdade de Medicina da USP (FM-USP); Especialista em Psicologia Hospitalar pelo Hospital das Clínicas da FM-USP; Especialista em Saúde do Idoso pela UNIFESP; Certificado em Psico-Oncologia pela SBPO; Atualmente, Psicólogo do Hospital São Luiz da Rede D'Or – Unidade Jabaquara e Hospital da Criança (Núcleo Pró-Creare); Coordenador do Aprimoramento em Psicologia Hospitalar do Núcleo Pró-Creare; Coordenador do Núcleo Temático de Psicologia Hospitalar da Região Metropolitana do CRP-SP; Presidente da Estadual SP da Sociedade Brasileira de Psico-Oncologia (SBPO) gestão 2023-2025; Membro do Comitê de Saúde Mental da Abrale (Associação Brasileira de Linfoma e Leucemia); Membro do Comitê Científico do Instituto Vencer o Câncer; Psicólogo Clínico em consultório particular.

Flávia R. Sayegh Dallemule

Psicóloga graduada pela Pontifícia Universidade Católica de Campinas; Especialista em Psico-Oncologia pelo Hospital A.C. Camargo Cancer Center; Especialista em Psicologia Hospitalar pelo Hospital do Servidor Público Estadual de São Paulo. Desde sua formação atuou em diferentes hospitais privados e públicos e instituições, atendendo e acompanhando pacientes oncológicos e seus familiares. Coordenadora do Comitê de Saúde Mental da Abrale (Associação Brasileira de Linfoma e Leucemia) entre 2016 e 2022. Atualmente atua como Psicóloga Clínica em consultório particular e é Membro do Comitê de Saúde Mental da Abrale.

Melissa Abreu Pereira

Enfermeira, graduada pela UNESP – Universidade Estadual Paulista (2002), Pós-Graduação em Oncologia pelo Centro Universitário São Camilo; Pós-Graduação em Gestão de Saúde pelo Centro Universitário SENAC; Gerente do Departamento de Apoio ao Paciente da Abrale (Associação Brasileira de Linfoma e Leucemia) e Abrasta (Associação Brasileira de Talassemia); Coordenadora dos Comitês da Abrale e Abrasta; Membro do GT de Acesso ao Tratamento e Navegação de Pacientes do Consinca; e Membro do GT de Diagnóstico e Rastreamento do Movimento TJCC – Todos Juntos Contra o Câncer.

AUTORES

Agnes Ayumi Sewo Mori

Psicóloga e Psico-Oncologista; Graduada pela Universidade Presbiteriana Mackenzie. Pós-Graduação em Psico-Oncologia pela Residência Multiprofissional em Oncologia (Hospital A.C. Camargo Cancer Center). Pós-Graduação em Dor pelo Hospital Albert Einstein. Atualmente é Preceptora, Docente e Vice-coordenadora do Programa de Residência Multiprofissional em Psicologia – Hospital A.C. Camargo Cancer Center; Membro do Comitê de Saúde Mental da Abrale (Associação Brasileira de Linfoma e Leucemia); Secretária e Diretora de Mídias da SBPO Estadual (São Paulo) Gestão 2023-2025 e Psicóloga na Clínica Neolife Bem-estar.

Ana Lucia Paya Benito

Médica Psiquiatra; Formada em Medicina pela Universidade de Mogi das Cruzes; Residência Médica em Psiquiatria pela Santa Casa de São Paulo; Título de Especialista em Psiquiatria pela Associação Brasileira de Psiquiatria (ABP); Pós-Graduação em Psico-Oncologia pela Faculdade de Ciências Médicas de Minas Gerais; Pós-Graduação em Sexologia Clínica pelo IBCMED; Pós-Graduação em Educação, Saúde e Terapia Sexual pelo IEPOS. Atualmente, é Coordenadora do Comitê de Reabilitação Psicossocial da Sociedade Brasileira de Psico-Oncologia (SBPO); Membro Associado da International Psycho-oncology Society (IPOS); Membro do Comitê de Saúde Mental da Abrale (Associação Brasileira de Linfoma e Leucemia).

Caio Henrique Vianna Baptista

Psicólogo; Mestre em Ciências pela Faculdade de Medicina da USP (FM-USP); Especialista em Psicologia Hospitalar pelo Hospital das Clínicas da FM-USP; Especialista em Saúde do Idoso pela UNIFESP; Certificado em Psico-Oncologia pela SBPO; atualmente, Psicólogo do Hospital São Luiz da Rede D'Or – Unidade Jabaquara e Hospital da Criança (Núcleo Pró-Creare); Coordenador do Aprimoramento em Psicologia Hospitalar do Núcleo Pró-Creare; Coordenador do Núcleo Temático de Psicologia Hospitalar da Região Metropolitana do CRP-SP; Presidente da Estadual SP da Sociedade Brasileira de Psico-Oncologia (SBPO) gestão 2023-2025; Membro do Comitê de Saúde Mental da Abrale (Associação Brasileira de Linfoma e Leucemia); Membro do Comitê Científico do Instituto Vencer o Câncer; Psicólogo Clínico em consultório particular.

Flávia R. Sayegh Dallemule

Psicóloga graduada pela Pontifícia Universidade Católica de Campinas; Especialista em Psico-Oncologia pelo Hospital do Câncer A.C. Camargo; Especialista em Psicologia Hospitalar pelo Hospital do Servidor Público Estadual de São Paulo. Desde sua formação atuou em diferentes hospitais privados e públicos e instituições, atendendo e acompanhando pacientes oncológicos e seus familiares. Coordenadora do Comitê de Saúde Mental da Abrale (Associação Brasileira de Linfoma e Leucemia) entre 2016 e 2022. Atualmente atua como Psicóloga Clínica em consultório particular e é Membro do Comitê de Saúde Mental da Abrale.

Luciana Telles Ferri

Psicóloga Clínica, Psico-Oncologista, Paliativista e Tanatóloga; Graduada pela Universidade Presbiteriana Mackenzie (2007); Pós-Graduação em Psico-Oncologia e Hospitalar pela UniSãoPaulo; Pós-Graduação em Cuidados Paliativos pela UniBF; Pós-Graduação em Tanatologia pela RNT (Rede Nacional de Tanatologia); Atualmente é Psicóloga da Associação Brasileira de Linfoma e Leucemia (Abrale); Tutora do curso de Psico-Oncologia do Oncoensino; Psicóloga do ambulatório de Oncologia e Imunologia Imuno-Onco; Psicóloga da ILPI (Instituição de Longa Permanência) Leger; Membro do Comitê de Saúde Mental da Abrale; Coordenadora do Comitê de Cuidados Paliativos da Abrale; Membro do GT de Cuidados Paliativos do Consinca; Membro do GT de Cuidados Paliativos do Movimento TJCC; Membro da SBPO (Sociedade Brasileira de Psico-Oncologia).

Maria Teresa Veit

Socióloga, Psicóloga Clínica e Psico-oncologista com especialização em Psicologia Hospitalar. Coordenadora do segmento de Assistência Psicológica do Instituto de Ginecologia e Mastologia do Hospital Beneficência Portuguesa de São Paulo/BR (1996 a 2010); Master Trainer da iniciativa Global Susan G. Komen For The Cure – USA, focada em câncer de mama (2007 a 2011); Supervisora de Apoio ao Paciente da Abrale (Associação Brasileira de Linfoma e Leucemia) e da Abrasta (Associação Brasileira de Talassemia), de 2006 a 2013; Coordenadora da área de Psico-Oncologia no Onco Ensino, da Abrale, desde 2016; autora e coordenadora de livros, capítulos e artigos nas áreas de formação; Professora de Psico-Oncologia em cursos de formação e extensão; Psicoterapeuta em clínica privada, desde 1996.

Melissa Abreu Pereira

Enfermeira, graduada pela UNESP – Universidade Estadual Paulista (2002); Pós-Graduação em Oncologia pelo Centro Universitário São Camilo; Pós-

-Graduação em Gestão de Saúde pelo Centro Universitário SENAC; Gerente do Departamento de Apoio ao Paciente da Abrale (Associação Brasileira de Linfoma e Leucemia) e Abrasta (Associação Brasileira de Talassemia); Coordenadora dos Comitês da Abrale e Abrasta; Membro do GT de acesso ao tratamento e navegação de pacientes do Consinca; Membro do GT de Diagnóstico e Rastreamento do Movimento TJCC – Todos Juntos Contra o Câncer.

Phillip Scheinberg

Médico Hematologista; Doutor em Ciências pela Faculdade de Medicina da USP; Residência em Clínica Médica pela mesma instituição; Especialista em Clínica Médica pelo Mount Sinai Medical Center em Miami, FL; Especialista em Hematologia e Oncologia pelo National Heart, Lung and Blood Institute (NHLBI) do National Institutes of Health (NIH) em Bethesda, MD; Atuou como Médico Titular na mesma instituição de 2006 a 2012; Atualmente, é Chefe da Hematologia no Centro de Oncologia e Hematologia da Beneficência Portuguesa de São Paulo; Membro, com o título de "Fellow", do American College of Physicians; Autor de artigos, capítulos de livros e livros em sua área de atuação. Em 2023, foi reconhecido por estudo conduzido pela Universidade de Stanford como um dos cientistas mais influentes do mundo.

Tatiana Bukstein Vainboim Curcio Lauro

Psicóloga Clínica e Hospitalar; Especialista em Psicologia Hospitalar pelo Programa de Aprimoramento em Hospital Geral do Hospital das Clínicas da Faculdade de Medicina da Universidade de São Paulo (2005); Mestre em Neurologia pela Faculdade de Medicina da Universidade de São Paulo (2011); Psico-Oncologista pela Sociedade Brasileira de Psico-Oncologia – SBPO (2008); Presidente da Estadual São Paulo da Sociedade Brasileira de Psico-Oncologia (2015-2018); Presidente da Sociedade Brasileira de Psico-Oncologia (2018-2021); Psicóloga do Grupo de Hidrodinâmica Cerebral do IPQ HCFMUSP (2017-2021); Coordenadora do Comitê de Saúde Mental da Abrale (Associação Brasileira de Linfoma e Leucemia); Psicóloga da Clínica Souen e do Instituto CIGO

Depoimentos

Pacientes:
Andréia Santoro
Felipe C. Batista
Thiago Brasileiro
Valéria A. de Farias Diniz
Veraldo Nascimento

Profissionais de Saúde:
Bianca Manzoli
Itacira Monteiro
Priscilla Mendoza
Sara Crispilho

APRESENTAÇÃO

Quando ingressei no terceiro setor, em 2005, pouco sabia sobre causas sociais, sobre o tipo de impacto que as associações, especialmente as de apoio a pacientes oncológicos, podem ter na vida das pessoas. O diagnóstico de câncer é uma tragédia familiar, pois todos são afetados pelo diagnóstico. O paciente precisa de um cuidador, de carinho, de rotina de tratamento, de boa alimentação, de acolhimento e principalmente de um ouvido... sim, alguém que escute as suas angústias, alguém para dividir as suas incertezas, um ombro amigo. É aí que a família, os amigos e os amores da nossa vida entram em cena.

Eu tive e tenho a experiência de ser um cuidador. Minha mãe teve um diagnóstico de câncer de mama da pior forma possível. Um câncer agressivo e diagnosticado tardiamente.

Como fica a cabeça de uma pessoa quando pensa que chegou o fim? Como isso afeta a sua vontade de seguir em frente e encarar o problema? Será que vou nadar, nadar e morrer na praia? Ninguém está preparado para um diagnóstico de câncer, nem o paciente, nem a família, nem os amigos. O caminho para o tratamento oncológico não se aprende na escola. Por isso, em um momento como esse, apoio, acolhimento e informação são fundamentais para seguir em frente e ter o melhor desfecho, e nesse caso, claro, a cura.

Quem passa ou passou por isso é um potencial *advocate**. São essas pessoas que criam os institutos, fundações e associações para que aqueles em situações parecidas possam ter uma jornada mais tranquila quando o câncer bater em sua porta.

Minha chegada à Associação Brasileira de Linfoma e Leucemia (Abrale) nada tinha ligação com a minha condiçao de cuidador. Mas Deus nos coloca nos lugares e momentos certos, e muitas vezes nem percebemos.

**advocate* = defensor de uma causa, pessoa que vai trabalhar para ampliar os direitos de um grupo de pessoas.

Quando conheci Merula Steagall, fundadora da Abrale, e na ocasião quem me entrevistou para o trabalho na associação, percebi nela um brilho diferente, o que hoje sei identificar como propósito. Ela tinha claramente o propósito de ajudar as pessoas, e eu, que nem sabia o que era isso, aceitei a proposta de me unir à causa para ajudar pacientes com câncer do sangue.

Merula dizia: "é sempre melhor poder ajudar do que precisar de ajuda", e esse sentimento de gratidão tomava conta de mim. Eu pensava: "é mesmo muito bom poder ajudar, que privilégio".

Hoje, a Abrale atua em 4 pilares: Apoio ao Paciente, Políticas Públicas e *Advocacy*, Educação e Informação, e Pesquisa e Monitoramento de Dados, mas na época, apenas Informação e Apoio ao Paciente definiam as estratégias dos projetos e programas desenvolvidos.

No Apoio ao Paciente, o acolhimento era feito com muito cuidado na difusão da informação. A ideia era empoderar o paciente com o máximo de conhecimento a respeito de sua doença para que ele tivesse um papel ativo em todo o processo, para que pudesse discutir com o seu médico o melhor caminho a seguir, se encorajar para dizer como estava se sentindo em sua jornada terapêutica, para que conhecesse os seus direitos e pudesse reivindicá-los.

Mas o cuidado precisava ser integral, pois de nada adiantaria um arsenal de informações se o emocional não estivesse bem.

Em uma pequena sala, porém aconchegante, aconteciam os atendimentos psicológicos. Sim, desde sempre temos na Abrale o atendimento psicológico, tanto para o paciente como para familiares e cuidadores.

Ao longo do tempo, o público que tinha acesso ao apoio psicológico foi sendo expandido. O que era feito, a princípio, somente para os pacientes, passou a ser oferecido também para familiares e cuidadores, e agora até a própria equipe da Abrale conta com suporte terapêutico.

A saúde emocional precisa estar fortalecida para enfrentar a jornada do tratamento oncológico.

O câncer não tem apenas uma dimensão clínica. O impacto acontece no corpo, na alma e na mente, por isso um acompanhamento multidisciplinar é de extrema importância.

A mente comanda nossas decisões, que podem ser positivas ou negativas, por exemplo. Há quem entenda de forma positiva o enfrentamento de uma doença tão grave como o câncer e, ao vencer esse desafio, torna-se mais forte e tem as percepções de vida também alteradas. Quantas vezes eu já ouvi da boca dos próprios pacientes: "o câncer me aproximou dos meus familiares" ou "comecei a dar valor para as coisas mais simples, que é o que realmente importa". Mas também tem aqueles que não conseguem suportar o trauma de uma notícia como o diagnóstico de câncer, desistem do tratamento e, consequentemente, da vida. É aí que entra o suporte emocional, feito por profissionais da saúde, psicólogos, que sabem identificar os fatores de risco, dar o direcionamento para que a mente esteja fortalecida no enfrentamento do que virá pela frente, além de acolher, acalentar, amparar e preparar o paciente oncológico para uma jornada em busca da própria jornada.

Merula Steagall morreu em novembro de 2022, e sempre se preocupou com os aspectos emocionais dos pacientes atendidos pela associação, inclusive participou das primeiras ideias e motivou o Comitê de Saúde Mental da Abrale a produzir este livro, e agora nos deixa um legado para ser mantido e cuidado.

Nas próximas páginas, você encontrará mais detalhes sobre a história da Psicologia na Abrale e também caminhos e reflexões que tangem à Psico-Oncologia pelos membros do Comitê de Saúde Mental.

Boa leitura!

Fábio Augusto Fedozzi

Diretor Executivo da Abrale. Administrador com especialização em Finanças, é entusiasta das áreas de tecnologia, inovação e dados. Atua há 19 anos no terceiro setor. É responsável pelas áreas de ensino, pesquisa e captação de recursos, além das áreas de finanças e gestão administrativa.

PREFÁCIO

Toda obra ou produto literário é fruto, minimamente, de um desejo genuíno de compartilhar conhecimento, de comunicar e informar algo relevante ao leitor que eventualmente se sente atraído pela temática e decide mergulhar naquelas páginas e palavras cuidadosamente escolhidas. Nesse caso, a obra é um livro técnico, resultado do esforço de diversos especialistas em saúde, dedicados a cuidar de forma integral de pessoas no enfrentamento ao câncer. Por meio dos capítulos apresentados, os autores nos presenteiam com muito mais do que um referencial teórico qualificado, quando decidem se reunir e interlaçar seus relatos para compartilharem conosco o melhor do seu aprendizado acumulado: suas experiências e emoções vividas no âmbito de suas atuações profissionais na área da Onco-hematologia.

Além disso, os organizadores desta obra, com o intuito adicional de contribuir para o aprimoramento dos profissionais de Psicologia e da equipe multiprofissional, selecionaram criteriosamente os tópicos mais interessantes e contemporâneos, reunindo-os em **nove Capítulos Temáticos**, os quais visam promover reflexões aprofundadas sobre as práticas assistenciais dos profissionais de saúde nos cuidados aos pacientes.

Vale ressaltar, com grande entusiasmo, que um dos aspectos que tornam esta obra única e marcante ao leitor é o fato de também contar com a participação especial de pacientes e de profissionais da equipe multidisciplinar, que abordam de forma emocionante as suas histórias de vida real, trazem suas contribuições a partir de suas perspectivas da doença e do enfrentamento ao câncer. São **nove Depoimentos** sobre a saúde mental na Oncologia e Onco-hematologia.

No início, o livro navega pela história da Associação Brasileira de Linfoma e Leucemia (Abrale) e de seus Comitês Multiprofissionais, com especial mergulho na constituição e continuidade do trabalho do Comitê de Saúde Mental, e posteriormente nos convida a entender melhor o universo da Onco-hematologia (especialidade dedicada a tratar pessoas com cânceres do sangue) e da Psico-Oncologia (especialidade dedicada a oferecer acompanhamento psicológico ao paciente com câncer, à sua família e à equipe de saúde), com enfoque nas necessidades de cuidados em suas dimensões biológica (física), psicológica (emocional) e social (relacional).

As narrativas se organizam considerando como eixo norteador a própria jornada do cuidado do paciente onco-hematológico, desde o momento impactante do diagnóstico, passando pelas fases do tratamento, reabilitação psicossocial, cuidados paliativos, além das questões de qualidade de vida durante e após o tratamento de câncer.

Os capítulos podem ser desvendados separadamente, fora de uma ordem lógica, mas a minha experiência me faz recomendar-lhes a seguir o ordenamento, ou seja, primeiro entender o trabalho da Abrale, seu propósito, a estrutura de funcionamento do trabalho voluntário dos seus Comitês, a transição ao longo do tempo do Comitê de Psicologia para originar o Comitê de Saúde Mental e, sequencialmente, entender como essa atuação se fortalece e expande na oferta de cuidados de Psico-Oncologia.

A partir do terceiro capítulo, o leitor poderá ter acesso a uma visão geral e atualizada sobre os cânceres hematológicos (leucemias, linfomas e mieloma múltiplo) do conceito aos elementos essenciais da prática clínica, e entender os aspectos gerais e fundamentos da Psico-Oncologia e as múltiplas possibilidades de intervenção profissional nessa área de interface entre a Psicologia e a Oncologia, as quais são essenciais para melhor cuidar e acolher o paciente nesse processo de adoecimento pelo câncer.

Adiante, enquanto na leitura dos capítulos quinto ao nono, foram detalhadas as temáticas mais específicas, como a do luto e das várias perdas relacionadas ao diagnóstico e vida com câncer, e também da importância da atuação do psicólogo nas etapas do transplante de medula óssea (TMO), para a avaliação e seguimento dos pacientes e suas famílias, bem como o contínuo alinhamento de condutas e discurso junto à equipe de saúde. Não foram esquecidos nesse conteúdo a abordagem sobre a reabilitação psicossocial, os cuidados paliativos e os aspectos desafiadores da qualidade de vida do paciente durante e após o tratamento oncológico.

Os últimos capítulos nos apresentam, de forma clara e objetiva, os principais elementos a serem cuidados pelos profissionais para ajudar pacientes a terem a melhor experiência possível no processo do adoecimento, a melhor adaptação à "nova" vida e a terem condições de enfrentamento às repercussões imediatas, tardias ou crônicas do câncer, além de destacar as oportunidades para ampliação do suporte psicossocial nos serviços de Oncologia, assim como aumentar o acesso e qualificação das redes de atenção à saúde mental.

A ideia de conduzir o leitor a compreender a perspectiva da complexidade do cuidado integral, holístico, contínuo e singular do paciente com câncer hematológico notadamente faz com que seja possível a construção de uma identificação pessoal e empática com os relatos dos autores e dos contribuintes desta obra. A medida em que avançamos na leitura, cria-se um vínculo imediato, intangível, porém emocionante, entre os que narram aqui suas histórias e os aspectos do cuidar e ser cuidado e aqueles que leem sobre essas jornadas, compreendendo-as seja na perspectiva do paciente, familiar de paciente, cuidador, profissional de saúde ou até mesmo de um leitor curioso.

Confesso que para contar sobre esta obra tive a necessidade de equalizar internamente minhas percepções nos múltiplos papéis que desempenho no ecossistema da saúde, da Onco-hematologia. Precisei perceber as nuances, absorver novos conhecimentos que permeiam os capítulos e reviver algumas muitas emoções enquanto da leitura dos depoimentos que fecham com chave de ouro esta publicação.

O meu desafio maior foi o de compreender e compartilhar os objetivos e as pretensões da obra, considerando o meu "lugar de existência", que é a soma das minhas vivências e das funções que ocupo como pessoa e profissional inserida na sociedade: sou médica, executiva de associação de pacientes, líder global em *advocacy* e direito dos pacientes oncológicos, cuidadora de paciente com câncer, familiar e potencial futura paciente. E sim, isso fez toda a diferença para poder entender e explicar, na minha visão, a importância desse conteúdo formal e a oportunidade incomum que cada leitor terá ao concluir esse caminho de leitura das mais de 100 páginas de palavras significativas que se encontram adiante.

Aos que chegaram até aqui e pretendem navegar nesse conteúdo e sentir a experiência, eu deixo um convite sincero: abram a mente e o coração aos novos conhecimentos e se deixem tocar pelos depoimentos dos profissionais (médico, nutricionista, enfermeira, psicólogo, fisioterapeuta) e dos pacientes, os quais contando as suas histórias buscaram sensibilizar, inspirar e dizer que há sofrimento e dores multidimensionais com o adoecimento, e que o câncer traz à tona a sensação de ameaça à vida, de perda, de finitude e de dor que nem sempre é possível traduzir em palavras.

Respiro Onco-hematologia, vivo esse cotidiano e tenho contato direto com os pacientes e seus familiares e isso marca a minha trajetória de vida faz alguns anos. E quanto mais escuto as histórias das pessoas tocadas pelo câncer e os profissionais que atuam no setor, mais eu tenho certeza de três coisas: a primeira, no momento em que se comunica o diagnóstico nasce junto com ele um paciente, uma rede de apoio e um cuidador; a segunda, ninguém está preparado previamente para enfrentar os diversos impactos avassaladores desse diagnóstico; a terceira, é preciso coragem para viver a vida, e muita ajuda, acolhimento e empatia para lutar com resiliência, equilíbrio emocional e com maiores chances de sobrevida e cura.

Assim sendo, em tempo eu me corrijo. Esta obra, como lhes disse ao princípio, na verdade é uma literatura técnica por concepção e uma obra transformadora por natureza. Transforme-se! Receba esse presente, que é um passe para uma breve viagem de descobrimento e entendimento da importância da saúde mental, da compreensão das múltiplas emoções do viver e sincronicamente adoecer, da luta da mobilização interna para enfrentamento de uma condição crônica tão impactante quanto o câncer e da continuidade da vida apesar/e com ele.

"Porque somos mais do que aquilo que se vê sobre nós. Somos mais do que a condição que aparentemente poderia nos definir, somos muito, somos o que pensamos ser e somos plenos!"

Boa leitura e um abraço fraterno!

Dra. Catherine Moura da F. Pinto

Médica Sanitarista, Líder em *Advocacy* e Direitos dos pacientes oncológicos CEO da Abrale e da Abrasta

SUMÁRIO

1

HISTÓRIA DOS COMITÊS ABRALE

Melissa Abreu Pereira

INTRODUÇÃO

A Abrale (Associação Brasileira de Linfoma e Leucemia) é uma organização da sociedade civil, sem fins lucrativos, criada em 2002 com a missão de oferecer ajuda e mobilizar parceiros para que todas as pessoas com câncer e doenças do sangue no Brasil tenham acesso ao melhor tratamento.

A associação atua pautada em quatro pilares: Informação e Educação, Políticas Públicas e *Advocacy*, Pesquisa e Monitoramento de Dados, e Apoio ao Paciente. Além disso, tem a contribuição de diversos profissionais que atuam na área da Onco-hematologia, integrantes dos Comitês Médico e Multiprofissional. Mais informações podem ser encontradas no site: www.abrale.org.br.

A fundadora da Abrale, Merula Steagall, sempre entendeu ser de extrema importância poder contar com especialistas médicos renomados para que dessem respaldo em diferentes direções. Por isso, foi criado o **Comitê Médico Abrale**, para que pudessem oferecer e empoderar o paciente a buscar informação de qualidade e, assim, ter acesso ao melhor tratamento.

Entre suas principais atividades e ações estão:

- Assessorar a diretoria da Abrale em políticas públicas.
- Auxiliar nos programas educacionais.
- Respaldar tecnicamente o setor jurídico.
- Participar dos programas de segunda opinião.
- Revisar os conteúdos científicos dos materiais impressos e *on-line*.
- Participar de entrevistas e *lives* organizados pela Abrale.
- Contribuir com informações e orientação à equipe de Apoio ao Paciente.

Em 2003, durante a 1ª Conferência Internacional de Linfomas e Leucemias, realizada em Campinas, Merula começou a notar a necessidade de outros membros da equipe multiprofissional participarem desses espaços. Então, convidou alguns profissionais ali presentes a estruturarem comitês em suas respectivas áreas.

Os **Comitês Multiprofissionais Abrale** foram, então, formados oficialmente em abril de 2004, durante a II Conferência Internacional de Linfoma e Leucemia, também realizada na cidade de Campinas.

Assim, surgiram os Comitês de Odontologia, Serviço Social, Enfermagem, Terapia Ocupacional, Psicologia, Nutrição e Médico.

ENTENDA O TRABALHO DOS COMITÊS MÉDICO E MULTIPROFISSIONAL DA ABRALE

Constituem-se em grupos de especialistas em Oncologia e Onco-hematologia, que têm a finalidade de atender e orientar no tratamento do paciente em suas diversas necessidades. Alguns membros dos comitês, como de Nutrição, Psicologia, Médico e Odontologia, realizam orientações e atendimentos gratuitos aos pacientes encaminhados pela equipe de Apoio ao Paciente.

Os Comitês também são responsáveis pela busca e multiplicação de experiências bem-sucedidas, visando sempre melhorar os tratamentos de doenças oncológicas e hematológicas, de modo a garantir a qualidade de vida. Além disso, contribuem na divulgação de informações para a população, por meio de livros, vídeos, panfletos, jornais, mala direta e outros, com o objetivo de prevenção e identificação precoce da doença.

Sua atuação está voltada para:

- Divulgação do trabalho profissional como parte importante no tratamento e na recuperação do paciente com câncer.
- Elaboração de materiais informativos sobre as doenças oncológicas e seus tratamentos, para pacientes e familiares.
- Assessoria técnico-científica e atualização profissional para alunos e profissionais da área de Oncologia e Onco-hematologia.

Todo ano, são realizadas diversas reuniões dos Comitês, para organizar e planejar as atividades desenvolvidas. Importante mencionar que o trabalho é voluntário, e que o profissional pode ser indicado por algum integrante do Comitê ou ter no mínimo três anos de atuação com pacientes onco-hematológicos e/ou oncológicos e especialização em Onco-hematologia.

As principais atividades são:

- Participação em *lives* e palestras da organização.
- Desenvolvimento de material educativo para pacientes e familiares.
- Oficinas e grupos terapêuticos com pacientes e familiares na sede da Abrale.
- Publicação de artigos científicos.
- Apoio a profissionais e estudantes por meio do Onco Ensino e Onco-TeleInterconsulta.
- Manifestação política em prol da profissão.

Nos anos de 2011 e 2012, ampliamos os Comitês Multiprofissionais para as especialidades de Cuidados Paliativos, Fisioterapia e Farmácia respectivamente, totalizando **10 comitês.**

CONHEÇA CADA UM DOS COMITÊS MULTIPROFISSIONAIS

Comitê de Odontologia

A cavidade oral é uma região na qual não só complicações agudas e crônicas podem acontecer como consequência do tratamento antineoplásico, mas também pode ser sítio primário de doenças onco-hematológicas. Dessa maneira, a presença de cirurgiões dentistas nas equipes multiprofissionais é de grande importância no manejo do paciente com neoplasia do sangue em todas as fases de seu tratamento.

Em meados de 2004, a Abrale fez o convite aos primeiros integrantes do Comitê de Odontologia e, ao longo dos anos, teve o ensino como norte, atuando em eventos científicos da área de saúde, produção científica, orientação e suporte aos pacientes e demais profissionais da equipe multidisciplinar da organização.

Os membros do Comitê participaram de diversos eventos da área, representando a instituição.

Outra atividade é o estímulo à interface com outras entidades da Onco-hematologia, dentre elas o Comitê de Odontologia da ABHH, a Comissão de Odontologia da ABTO (Associação Brasileira de Transplante de Órgãos) e o Grupo de Estudos em Pacientes Transplantados da Universidade de São Paulo.

Ao longo do tempo, os profissionais também produziram conteúdos para revistas científicas, além de apoiar as comunicações realizadas para os pacientes que acompanham a Abrale nas redes sociais e também por meio da revista impressa e digital da associação.

Comitê de Serviço Social

Esse Comitê foi fundamental para orientar e capacitar a equipe da Abrale sobre os direitos dos pacientes onco-hematológicos e o acesso aos serviços de assistência social. Seus integrantes contribuíram para a construção da cartilha "Direitos dos Pacientes com Câncer", participaram de eventos, cursos de atualização profissional do Onco Ensino, projeto de educação da Abrale, publicações de artigos, entrevistas e outras atividades de acordo com a demanda da associação.

Comitê de Enfermagem

O intuito do Comitê de Enfermagem sempre foi levar informação a pacientes, familiares e profissionais de saúde.

Atualmente é composto por enfermeiros da Onco-hematologia que trabalham em instituições nas áreas de ensino, pesquisa, assistência e gestão, podendo assim agregar maior conhecimento em todas as áreas de atuação. São sete membros, sendo que um deles coordena o grupo e designa as atividades no decorrer do ano.

Anualmente, os profissionais se reúnem na sede da Abrale, para realizarem o planejamento das atividades e, sempre que necessário, reuniões híbridas são organizadas para discutirem o cronograma.

Comitê de Terapia Ocupacional

Tem como finalidade criar propostas objetivas no âmbito da informação técnica profissional, da produção de materiais de apoio para pacientes e equipes de saúde e para participação em eventos científicos.

Ainda que a Abrale tenha foco nas doenças onco-hematológicas, o Comitê agrega terapeutas ocupacionais das diversas áreas da Oncologia.

Desde então, trabalha para a consolidação da Terapia Ocupacional nesse campo, bem como na promoção de saúde e educação junto aos pacientes com câncer, familiares e outros membros da equipe. A atuação está voltada para:

- Divulgação da Terapia Ocupacional como parte importante no tratamento e recuperação do paciente.
- Elaboração de materiais informativos sobre as doenças oncológicas e seus tratamentos, no âmbito da Terapia Ocupacional, para pacientes e familiares.
- Assessoria técnico-científica e atualização profissional para terapeutas ocupacionais na área da Oncologia e Onco-hematologia.

Ao longo desses 18 anos, várias ações foram efetivadas pelo Comitê e a parceria com a Abrale permitiu capacitação profissional e construção de *network* para seus membros.

Em 2008, foi feito o primeiro mapeamento de terapeutas ocupacionais atuantes na área de Oncologia no Brasil, e seu resultado foi apresentado na VI Conferência Internacional da Abrale, na cidade do Rio de Janeiro. Diversos centros de referência em Oncologia foram contatados, buscando-se mapear a presença de terapeutas ocupacionais no País. Junto aos convites, foi enviada uma carta apresentando a Abrale e os objetivos desse levantamento, bem como um questionário, para que o profissional explicasse sua atuação. Os temas desse questionário foram propostos pela Abrale para todos os Comitês Científicos. Na época, 14 profissionais responderam à pesquisa e a compilação desses dados foi apresentada na Conferência e publicada no *site* da associação. Porém, um contato inédito e tão precioso, de um campo ainda pouco explorado, merecia continuação. Alguns profissionais que responderam ao questionário foram chamados, junto com outros contatos pessoais, e publicou-se o primeiro livro específico sobre Terapia Ocupacional em Oncologia no Brasil.

Ao longo dos anos, o levantamento de terapeutas ocupacionais atuantes em Oncologia foi continuamente atualizado, com a participação de um número cada vez maior de profissionais. E assim, em 2015, foi publicado um *e book* gratuito, com coordenação editorial da Bartz Texto e Audiovisual, com 23 relatos de experiência na área. O objetivo principal da obra foi promover a troca de experiências entre profissionais do campo, bem como ser material de referência para estudos de Terapia Ocupacional em Oncologia e para a constituição de novos serviços na área.

O curso sobre Terapia Ocupacional em Oncologia, no Onco Ensino, também é ação de destaque na busca por capacitar profissionais de saúde a desenvolverem habilidades de raciocínio clínico nos diferentes *settings* de atuação, além de estimular a discussão clínica e reflexiva.

Comitê de Psicologia

No próximo capítulo, serão abordadas com mais detalhes toda a história, as atividades e a ação desse Comitê dentro da Abrale.

Comitê de Nutrição

É composto por um grupo técnico de nutricionistas especialistas em Oncologia que se dedicam a discutir políticas relacionadas à alimentação e à nutrição, em consonância com a promoção da segurança alimentar e nutricional, e que contribuem para o suporte do paciente durante todo o tratamento.

São cinco os membros que atuam em diferentes Instituições de São Paulo. O tratamento onco-hematológico pode ocasionar diversas complicações ao estado nutricional e pode ser exacerbado em decorrência de efeitos adversos advindos de modalidades terapêuticas intensivas e de toxicidade elevada, sendo o suporte nutricional inadequado, em certas situações, devastador para as chances de cura do paciente devido ao impacto negativo na função imunitária, podendo alterar o metabolismo das drogas e retardar o fechamento das feridas, corroborando para um pior prognóstico da doença.

Diante dessas evidências, desde 2017, um dos grandes avanços do Comitê de Nutrição se voltou à organização do Simpósio de Nutrição e Câncer, dentro do Congresso Todos Juntos Contra o Câncer. Hoje, em sua sexta edição, e ao longo desses anos, foram debatidos temas relevantes dentro das perspectivas da Nutrição do paciente onco-hematológico, como exemplo: o funcionamento da terapia nutricional nas unidades hospitalares de forma adequada, o aprimoramento das condutas nutricionais e a manutenção de atendimento assistencial e as Práticas Integrativas e Complementares em Saúde (PICS).

Lançado em 2018, o curso de Nutrição do projeto Onco Ensino tem como finalidade promover o desenvolvimento de profissionais e capacitá-los para a prestação eficaz de cuidados de saúde em todas as regiões do País. O curso já capacitou mais de 918 nutricionistas do Sistema Único de Saúde, em suas 14 turmas concluídas.

Em 2019, ano em que foi lançada a Declaração para Melhoria da Atenção ao Câncer no Brasil, com o objetivo de fortalecer o planejamento de ações para a redução da incidência, da mortalidade e dos impactos sociais causados pelas neoplasias malignas, o Comitê organizou um capítulo de Nutrição, no qual foi evidenciada a necessidade de uma sistematização e divulgação dos mais recentes consensos e recomendações oncológicas, para uniformização das informações e diretrizes sobre o atendimento, o acompanhamento nutricional e a melhoria dos recursos voltados ao paciente como o fornecimento de produtos nutricionais.

Em 2020, diante da emergência sanitária suscitada pela pandemia da COVID-19 e a diminuição de consultas de rotina dos centros, ambulatórios e hospitais pelo País, iniciou-se a possibilidade de realizar assistência nutricional não presencial, sendo uma concessão feita pelo Conselho Federal de Nutricionistas (CFN). Nesse contexto, foi desenvolvido um projeto de orientação nutricional a distância, sendo monitorada pelo Comitê de Nutrição e com o propósito de orientar e auxiliar pacientes em todo o País. É possível tirar dúvidas e receber o suporte necessário para aprender a melhorar a alimentação e a manter o equilíbrio, a fim de cultivar mais bem-estar e qualidade de vida no tratamento.

Por fim, destaca-se ainda que, nos últimos anos, foram elaborados materiais informativos sobre o tratamento e a promoção da alimentação saudável, além de matérias de destaque sobre Nutrição dentro dos canais de comunicação da Abrale.

Pode-se, hoje, reconhecer que o Comitê de Nutrição tem um importante papel na construção e ampliação de protocolos, diretrizes, procedimentos, capacitação e treinamento de profissionais, com vistas a potencializar e melhorar o caminho dos pacientes em acompanhamento nutricional nas unidades hospitalares e em consultórios. Nós acreditamos que a informação e o ensino são as melhores ferramentas para a solução de problemas que enfrentamos no cuidado do paciente onco-hematológico. Com isso, alguns passos já foram dados, e muitos outros devem ser almejados e conquistados nos próximos anos.

Comitê de Cuidados Paliativos

Seu objetivo é promover a qualidade de vida e falar mais sobre alívio de sintomas e sentimentos. Foi construído um grupo multiprofissional pioneiro para criar curso de Cuidados Paliativos em Oncologia na plataforma do Onco Ensino; contribuir para a construção da Declaração para a Melhoria da Atenção ao Câncer no Brasil; palestrar nos eventos promovidos pela Abrale; e participar de entrevistas, matérias na Revista Abrale e elaboração de materiais técnico-científicos.

Comitê de Fisioterapia

O Comitê de Fisioterapia vem desempenhando relevante papel dentro da Abrale desde 2012, sendo um dos últimos Comitês Multiprofissionais a ser formado na instituição. Seus membros disseminam conhecimento e informação sobre a Fisioterapia em Oncologia, uma especialidade reconhecida em 2009 pelo Conselho Federal de Fisioterapia e Terapia Ocupacional, mas ainda com pouco conhecimento da população civil e de outros profissionais sobre sua importância.

Os integrantes desenvolvem ações para consolidação da especialidade, divulgação e valorização profissional, discussões em relação à assistência e à reabilitação no âmbito da saúde pública e privada.

Dentre os grandes destaques alcançados pelo Comitê de Fisioterapia, está sua ativa participação no Congresso Todos Juntos Contra o Câncer, ao realizar o Simpósio de Reabilitação Oncológica em todas as edições do evento, reunindo palestrantes e congressistas do Brasil e do exterior para discussões com abordagem de temas sempre atuais e voltados desde a prática clínica até novas perspectivas dentro da Oncologia.

Outra ação pioneira foi a realização de dois cursos de ensino a distância, no Onco Ensino, intitulados "Fisioterapia em Oncologia" e "Fisioterapia em Oncopediatria", permitindo a capacitação e o *networking* de mais de 3.000 fisioterapeutas em todo o País.

Também foram feitas atividades de divulgação da Fisioterapia em Oncologia e seus tratamentos por meio de matérias na Revista Abrale, *lives*, *site*, *podcast*, entrevistas na TV Abrale, elaboração de materiais técnico-científicos e suporte para dúvidas de pacientes e familiares.

Comitê de Farmácia

É constituído por farmacêuticos com experiência em Onco-hematologia que se reúnem periodicamente e têm como responsabilidade contribuir para a educação do paciente com câncer, fornecendo informações relacionadas ao medicamento, desde o armazenamento, o uso correto, até o descarte, esclarecendo dúvidas e favorecendo a adesão e o sucesso do tratamento. Cabe a esse Comitê oferecer educação permanente aos profissionais envolvidos no ciclo do medicamento.

Os membros também ajudam na divulgação de informações e na elaboração de materiais didáticos. Dentre as atividades do Comitê dentro da Abrale estão:

- Realização de curso na plataforma do Onco Ensino.
- Organização do Simpósio de Farmácia no Congresso Todos Juntos Contra o Câncer.
- Criação de materiais informativos sobre medicamento e farmacovigilância, para os pacientes atendidos pela Abrale.
- Apoio em entrevistas para a Revista Abrale e TV Abrale.
- Consultoria para a equipe de Apoio ao Paciente sobre tratamentos de alto custo.

BOXE 1

Por que a Abrale idealizou os Comitês?

Para trocar informações e experiências e realizar ações em conjunto, unindo esforços de profissionais de diferentes instituições. A associação visa incentivar todos os centros de atendimento a pacientes da Onco-hematologia a trabalharem com equipe multiprofissional, adotando uma conduta de interdisciplinaridade.

BOXE 2

O que a Abrale espera dos Comitês?

- *Comprometimento e envolvimento nos projetos (mesmo que esses não sejam desenvolvidos na instituição em que o profissional atua).*
- *Apoio técnico a projetos.*
- *Multiplicação do trabalho da Abrale, entre profissionais, pacientes e instituições.*

- *Fornecimento de informações para serem disponibilizadas no site da organização.*
- *Colaboração para respostas a dúvidas de pacientes.*
- *Participação como palestrante ou indicação de profissionais em congressos e eventos da Abrale, mediante solicitação.*
- *Colaboração na elaboração de manuais para pacientes.*
- *Participação, quando solicitada, na organização de diretrizes e critérios (publicações e artigos) para que outros centros de atendimento adotem posturas multiprofissionais, interdisciplinares e transdisciplinares junto a pacientes onco-hematológicos.*
- *Participação na sugestão e organização de artigos para a Revista Abrale e também para outras revistas.*

CONCLUSÃO

Os Comitês Multiprofissionais são de suma importância para as atividades da Abrale, pois, além do conhecimento técnico-científico, trazem questões sobre como a associação pode trabalhar para melhoria na assistência à saúde dos pacientes.

2

A ABRALE E A PSICO-ONCOLOGIA: UM POUCO DE HISTÓRIA

Maria Teresa Veit

"If you can dream it, you can do it"
Tom Fitzgerald - 1980s

"Aqueles que não podem lembrar
o passado estão condenados a repeti-lo"
George Santayana

O COMEÇO

Toda história tem um começo e todo começo é precedido por um sonho.

Não foi diferente com a Psicologia na Abrale (Associação Brasileira de Linfoma e Leucemia).

E todas as suas realizações ainda por vir também passarão pelo mesmo processo que esculpe as demais histórias.

Vale lembrar que a Psicologia, ciência jovem no Brasil, completa em 2023 – ano em que são feitos esses registros – 61 anos de existência. Muitas lutas e conquistas aconteceram e, dentre essas últimas, o espaço que a Psico-Oncologia (um de seus braços mais recentes) ocupa em uma instituição tão respeitada quanto a Abrale.

Impossível falar de Abrale e de suas realizações sem reconhecer a luta, a perseverança, a visão de futuro e a competência de Merula Anargyrou Steagall[1]. Foi impulsionando sonhos por ela sonhados, e agregando pessoas que compartilhassem dos mesmos ideais, que se

[1] Merula Anargyrou Steagall é fundadora e presidente da Abrale.

criaram todos os departamentos dessa ONG que a tantos tem beneficiado.

Consequentemente, a assistência psicológica especializada a pacientes, familiares, profissionais e equipe de trabalho está gravada no DNA da organização. Coube a um privilegiado grupo de colaboradores alimentar e desenvolver o potencial que lhes foi apresentado.

OS PRIMEIROS PASSOS

Profissionais que nos antecederam criaram espaço para assistência psicológica na Abrale. Competentes e dedicados, instituíram a visão de que o tratamento do ser humano por inteiro é o caminho para o sucesso terapêutico como um todo, levando à conquista de melhores resultados clínicos.

Apoiada sobre essa base, iniciou-se a trajetória de estruturação do setor de Psico-Oncologia, com ampliação de áreas de atuação e abrangência.

Ao lado da sistematização de procedimentos já existentes – notadamente o atendimento psicológico a pacientes – veio a supervisão dos processos terapêuticos junto às psicólogas da Associação que os conduziam regularmente.

O Projeto Dodói, uma parceria entre Abrale e Instituto Maurício de Sousa, cuja idealização vinha de longe, começou a engatinhar. Tinha por objetivo constituir-se em instrumento de facilitação dos processos de expressão de sentimentos, de comunicação e de integração entre a criança hospitalizada, vítima de doença oncológica, e a equipe de cuidados. Visava, assim, contribuir para seu restabelecimento mais rápido e confortável.

A CONSTRUÇÃO CONTINUA

Em 2006, os instrumentos da Psicologia e da Psico-Oncologia, já estruturados e implantados, voltavam-se predominantemente – quase que exclusivamente – a ações endereçadas diretamente aos pacientes em tratamento.

Tratava-se de uma base sólida, que se constituiu em alicerce para tudo que foi construído depois. Passo a passo, por sete anos formou-se aquilo que relatamos a seguir.

UM POUCO DE HISTÓRIA

Veja como funcionava o Departamento de Psicologia da Abrale, de 2006 a 2013

Neste espaço, serão abordados os **projetos**, aqui apresentados como programas em estruturação, tendo já definidos seus objetivos, metas e estratégias, porém ainda não realizados ou implementados, e os **programas**, nesse contexto, projetos em aplicação, seguindo protocolos e rotinas delineados nos projetos que os precederam de 2006 a 2013.

Cabe ainda esclarecer:

- Todas as ações que passaram a fazer parte do objetivo maior, a assistência ao público da Abrale com a utilização dos recursos da Psicologia, da Psico-Oncologia e da Sociologia, estiveram sempre rigorosamente alinhadas à MISSÃO da organização.
- Todo o referencial teórico que embasou as ações empreendidas baseou-se na premissa de que o "melhor tratamento" deve contemplar, além dos aspectos físicos, as dimensões social, psicológica e espiritual de cada pessoa. Assim, todas as ações atendem a, pelo menos, um desses aspectos.
- Os projetos e programas desenvolvidos e implementados – a maior parte deles absolutamente inédita e inovadora – após testados e ajustados, poderiam vir a constituir-se em modelos replicáveis para outras localidades, centros de tratamento, etc. Consequentemente, nunca foi uma preocupação maior o crescimento quantitativo dos atendimentos realizados na sede, até porque não fazia sentido a ampliação do departamento.

Vamos falar de cada um, começando pelos PROGRAMAS.

1. **Atendimentos Clínicos**

   Projeto que rapidamente se constituiu em programa, visando ao atendimento daqueles que, atingidos por doenças onco-hematológicas, buscassem a Abrale.

   Os objetivos eram oferecer suporte psicossocial especializado aos pacientes e familiares que se deparavam com as doenças onco-hematológicas e também oferecer acesso direto às necessidades daqueles que eram atendidos, a fim de compreender as melhores formas de ajudá-los.

Os atendimentos on-line, anos antes de que a pandemia de COVID-19 de 2020 os disseminasse, foram verdadeiramente inovadores e permitiram aumentar a abrangência da assistência psicológica a pacientes e familiares, estendendo-se para todo o Brasil e para o exterior.

2. **Grupos Terapêuticos**

   Trabalhávamos com mandalas, com deusas da mitologia e com temas livres tanto em grupos exclusivos para pacientes, quanto em grupos que também acolhiam familiares, acompanhantes e pacientes em remissão. Buscávamos sempre uma interação saudável e aberta que oferecesse mediação e acolhimento profissional por parte dos psicólogos devidamente treinados.

3. **Supervisão Clínica**

   Objetivava definir a abordagem a ser utilizada, o modelo teórico de referência e o acompanhamento dos atendimentos terapêuticos, sugestões de manejo, orientação de técnicas e auxílio à escuta dos discursos latentes para maior eficácia de seus resultados.

4. **Divulgação**

   Acontecia em meios científicos e outros, sob demanda ou diante da identificação de oportunidades, para levar ao conhecimento dos meios acadêmicos, comunidades científicas e similares o trabalho desenvolvido pela Abrale.

   - Diversas apresentações foram realizadas entre 2006 e 2013. Dentre essas, palestras em Simpósios e Congressos nas áreas de Psicologia, Oncologia e Psico-Oncologia, inserções em cursos de graduação universitária, bem como de especialização *lato sensu* nas mesmas áreas.
   - Artigos para a Revista Abrale, a partir de assuntos subjetivos ou comportamentais, por sugestão do setor de comunicação ou decisão própria, sempre visando à familiarização do público leitor com os temas psicossociais/espirituais.
   - Coordenação geral do livro *Transdisciplinaridade em Oncologia: caminhos para um atendimento integrado*, publicado em 2009, para atender a uma demanda expressa no Fórum Interdisciplinar que ocorreu em 2008, durante a Conferência Internacional da Abrale, para preenchimento de lacuna então existente no segmento.

- Entrevistas diversas para a Revista Abrale e outros veículos, com a finalidade de ampliar a divulgação dos projetos e programas psicoeducativos e psicossociais da Abrale, e contribuir para a psicoeducação de modo geral.

5. **Comitê de Psicologia**

   Diferentemente dos demais Comitês Científicos da Abrale (Fisioterapia, Enfermagem, Terapia Ocupacional, Odontologia, Nutrição[2], etc.) que não tinham profissionais atuantes em tempo integral na sede, as ações da Psicologia, de modo geral, eram conduzidas por profissionais diretamente presentes em seu dia a dia.

   Essa característica permitiu a separação mais clara de funções: enquanto todos os programas do Departamento de Psicologia, já então constituídos, tinham a realização a cargo dos psicólogos contratados, o exercício crítico e criativo para novos projetos e programas era amplamente discutido – e fartamente enriquecido – por seu Comitê de Psicologia.

6. **Fale Conosco**

   Objetivava acolher e solucionar questões apresentadas por pacientes, familiares ou público em geral, direcionando, quando fosse o caso, as questões às instâncias competentes, providenciando, a seguir, o retorno ao solicitante.

   As mensagens, à época, eram recebidas, triadas e consolidadas de modo manual, a fim de constituírem documento único, com reorganização dos conteúdos. O Departamento de Tecnologia da Informaçao (TI) conduzia estudo para inseri-lo no sistema informatizado utilizado na organização.

7. **Acompanhamento Social**

   Era oferecido suporte individualizado ao público do "fale conosco", mediante critério de seleção predefinido, em conjunto com o Departamento de Apoio ao Paciente e o setor jurídico, com vistas a acompanhá-lo até a solução da questão em andamento.

   Os casos eram definidos quinzenalmente, em reunião entre psicólogo, advogado e responsável pelo Apoio ao Paciente. Também nesse momento se definiam os detalhes do acompanhamento.

[2] No capítulo anterior foram abordados os demais Comitês Científicos da Abrale.

8. **Programa Dodói**[3]

   A finalidade do Departamento de Psicologia era contribuir para o monitoramento do Dodói, aprimoramentos necessários, análise crítica dos processos e divulgação em meios científicos e outros. Todos os relatórios enviados pelas instituições aplicadoras foram inseridos no sistema informatizado; todos os dados, até o mês de abril de 2013, foram levantados, compilados, analisados e aproveitados para relatórios, apresentações e submissão de pôsteres em Congressos.

9. **Programa Primeiro Parceiro**[4]

   O foco era o empoderamento de pacientes ou familiares por meio de informações precisas e confiáveis prestadas por voluntário parceiro (paciente ou familiar) a paciente recém-diagnosticado ou recém-recidivado (ou familiar).

   Passos do programa: seleção e treinamento dos voluntários parceiros, segundo necessidade; aproximação entre voluntário parceiro e paciente recém-diagnosticado ou recém-recidivado (ou familiar); efetivação dos contatos entre voluntário e paciente; levantamento de resultados junto ao paciente e ao voluntário; análise dos resultados e construção de relatórios internos e trabalhos para publicação ou apresentação.

10. **Programa Reciclar**

    Era trabalhada a capacitação pontual de voluntários ligados a casas de apoio ou organizações de atendimento ao paciente oncológico que, além da capacitação propriamente dita, pretendia promover uma aproximação das instituições com a Abrale, visando a ampliação dos cadastros e eventual estabelecimento de linhas de reciprocidade de indicações (encontros, *chats*, cadastros, treinamentos, encaminhamentos).

    Foi definida a participação anual nos treinamentos do Centro do Voluntariado Paulista (efetivado no primeiro treinamento em 2013); realizado treinamento no Projeto Felicidade; realizados

---

[3] Trata-se de programa realizado com envolvimento de diversos departamentos da Abrale.

[4] Programa desenvolvido pela Leukemia Society (US) e cedido para adaptação e aplicação pela Abrale.

treinamentos na APFCC – Associação Paulista Feminina de Combate ao Câncer.

11. **Documentação de Rotinas e Protocolos**
    Os documentos eram registrados em formato padrão, com vistas a manter a uniformidade de procedimentos e esclarecer dúvidas pontuais da equipe de Psicologia; embasar treinamentos e outros eventos pedagógicos; permitir revisão de procedimentos de forma a aprimorá-los sempre que necessário.

12. **Assistência à Equipe da Abrale**
    O programa abria espaço para reflexão e discussão de tópicos previamente selecionados, a partir de observação de necessidade e interesse de membros da equipe Abrale. Dinâmicas de grupo específicas foram adotadas para estimular a emersão dos temas mais relevantes.

Agora, serão abordados os PROJETOS.

1. **Suporte Psicológico em Pesquisa Clínica**
   Era prestado apoio psicológico especializado para pacientes em tratamento por meio de protocolos de pesquisa clínica, com vistas ao cuidado emocional focado no paciente/familiares e ao aumento da confiabilidade por parte de médicos potenciais encaminhadores para os protocolos.

2. **Lição de Vida**
   Subsidiava escolas para o manejo de crianças ou jovens acometidos por câncer e aos seus colegas de classe, mediante orientação e material psicopedagógico adequado.
   Dentre as ações previstas estavam: idealização e estruturação geral do projeto; redação de suas peças e dos roteiros para material de apoio; criação de personagens e trabalho de criação gráfica; redação do projeto, lançamento e sensibilização dos ministérios/secretarias de educação e saúde para referendarem o programa. Esse programa tinha sinergia direta com o Projeto Dodói.

3. **Cuidado ao Cuidador**
   Acolhia os profissionais de saúde que trabalhavam com câncer para tratar de sintomas precursores ou indicadores de estafa e *burnout* profissional.

Observação: esse projeto surgiu diretamente da demanda de uma instituição onde foi implementado o Projeto Dodói.

Dentre as ações previstas estavam, a partir das definições de indicadores de precursores e sintomas de *burnout*, criação de instrumento de observação para a equipe da Instituição de Saúde; na presença dos indicativos, o Departamento de Psicologia acolhia e manejava, em processo de psicoterapia breve, na sede da Abrale, os profissionais encaminhados.

4. **Reflexões sobre o Cuidar**

   Oferecia espaço de reflexão para as questões relacionadas com o processo de cuidar, entendendo todos os colaboradores da associação como cuidadores. Oferecia também sugestões de postura e de meios para alívio dos conflitos apresentados.

5. **Grupo de Interdisciplinaridade**

   Objetivava aprofundar, no setor de Apoio ao Paciente, o conhecimento de cada profissional a respeito do que fazem os colegas; desenvolver postura colaborativa e sincrônica; manejar pequenos sintomas ou precursores de problemas de diferentes ordens, com a finalidade de manter um clima harmonioso e evitar atitudes inadequadas diante da cultura e dos objetivos da Abrale.

   Como ações previstas, fazia parte planejar e conduzir encontros quinzenais, com a participação de todos os colaboradores do setor de Apoio ao Paciente, além de observar resultados e novas necessidades.

6. **EAD – Módulo de Psicologia em Oncologia**

   Proporcionava formação de qualidade para profissionais de saúde de todo o País, interessados em aprimoramento na área da Psico-Oncologia, por meio de Ensino a Distância. Para isso, eram elaborados o currículo, a seleção dos docentes e a adaptação das aulas às plataformas *on-line*[5].

7. ***Chats***

   A partir de elaboração de material para utilização interna, publicação ou apresentação, com base nos diálogos dos *chats* e de

[5] O projeto depois se concretizou em programa, do qual participei na condição de coordenadora do segmento de Psicologia em Oncologia.

acompanhamento social, as informações eram estudadas, estabeleciam-se categorias de resultados/compilados que compunham o trabalho para publicação ou outras finalidades.

DIAS ATUAIS

Hoje, dez anos após a realidade aqui retratada, o setor de Psicologia, respaldado e fortalecido por seu Comitê de Saúde Mental, amplamente e profundamente remodelado, institui novas metas e vislumbra diferentes horizontes, dando continuidade a muitas das ações acima descritas, encerrando e remodelando outras e, principalmente, instituindo projetos e programas que respondam à realidade atual, com suas demandas específicas e diferenciadas.

"Conhecer o passado para compreender o presente e idealizar o futuro"
Heródoto no século 5 a.C.

3

OS CÂNCERES HEMATOLÓGICOS

Phillip Scheinberg

As neoplasias hematológicas (ou do sangue, como por vezes são conhecidas) são originadas de células da medula óssea, local em que são produzidas todas as células que circulam em nossa corrente sanguínea. A medula óssea é constituída por um material esponjoso que se encontra dentro de vários de nossos ossos, como na bacia, calota craniana, costelas, esterno, vértebras, ossos dos membros superiores e inferiores, entre outros. A referência de que a medula óssea está no "tutano" dos ossos é comum. A medula óssea é um tecido extremamente ativo com a formação de centenas de bilhões de células todos os dias. Ela exerce diversas funções, sendo a produção de novas células sanguíneas uma das mais importantes.

Na medula, encontram-se as células-tronco hematopoiéticas, que também são conhecidas como células "mães". É a partir dessa célula-tronco que todas as demais células se originam. De modo geral, há três principais "linhagens" celulares: a mieloide, a eritroide e a linfoide. A linhagem mieloide dá origem aos neutrófilos, aos monócitos e às plaquetas; a eritroide, às hemácias (glóbulos vermelhos), e a linfoide, aos linfócitos.

O processo de geração dessas células a partir das células-tronco até as células adultas (processo conhecido como maturação celular) ocorre de forma extremamente coordenada e regrada por meio de vários estímulos positivos e negativos. Ou seja, a medula óssea tem com um de seus afazeres de prover ao nosso organismo quantidade suficiente de células para que essas possam exercer suas funções, mantendo um equilíbrio. A depender da necessidade, a medula óssea pode produzir mais ou menos células do sangue.

Os neutrófilos e os linfócitos fazem parte de nossos glóbulos brancos (parte do nosso sistema imunológico) e têm como principal função nos proteger contra microrganismos, as hemácias são responsáveis pelo transporte de oxigênio aos nossos órgãos e as plaquetas participam do processo de coagulação de nosso sangue. O aumento ou a diminuição na produção dessas células, sem que seja secundário a um estímulo fisiológico, pode levar às doenças hematológicas. Além do número de células, pode haver também um defeito na maturação das células, ou seja, elas não conseguem se tornar adultas na medula óssea por diversos motivos, e isso pode levar a uma desorganização na função da medula óssea com queda das contagens de sangue e o acúmulo de células "jovens" (progenitoras), que são identificadas em uma avaliação de medula óssea ou, por vezes, no exame de hemograma.

A avaliação de medula óssea é um dos principias exames que ajudam a avaliar se há alguma anormalidade na medula óssea. Muitas informações podem ser obtidas desse exame que inclui biópsia de medula óssea, mielograma, imunofenotipagem e citogenética. Cada parte dessas avaliações traz informações diferentes. Como exemplo, o mielograma informa sobre a forma das células na medula óssea e sua quantidade; a biópsia traz informações sobre a celularidade da medula, a maturação das células e se há a presença de células atípicas; a imunofenotipagem, por meio do estudo de marcadores nas superfícies das células, informa sobre atipias ou aberrâncias nesse perfil que traz informações sobre a maturação das células ou se há células com características anômalas; e a citogenética traz informações sobre a genética das células que podem vir alteradas nas neoplasias hematológicas. Em anos recentes, estudos moleculares permitem identificar mutações que são características de algumas neoplasias, como nas leucemias agudas, por exemplo. Assim, o agregado dessas informações da medula associado ao hemograma, à histórica clínica e ao exame físico ajudam no diagnóstico das neoplasias hematológicas.

A depender das células que estão alteradas na medula óssea, diferentes doenças hematológicas podem ser identificadas e classificadas. As principais são as leucemias, os linfomas e o mieloma múltiplo, que serão descritos a seguir.

SOBRE AS LEUCEMIAS

As leucemias agudas ocorrem quando as células não conseguem se tornar adultas na medula óssea e células jovens (blastos) se acumulam e caem na circulação ainda não maduras. Isso interfere na função da medula óssea fazendo com que o equilíbrio da função da medula fique perturbado. De modo geral, as leucemias agudas não são frequentes, sendo a leucemia linfoide aguda (originária dos linfócitos) mais comum em crianças, enquanto a leucemia mieloide aguda (originária dos neutrófilos) é mais comum em adultos.

As leucemias crônicas diferem das agudas por crescerem de forma mais lenta, sendo frequentemente detectadas em exames de sangue de rotina (com poucos sintomas associados ou, às vezes, nenhum). As células nesses tipos de leucemia conseguem se tornar adultas, porém há aumento de sua produção e diminuição na eliminação, resultando em seu acúmulo no sangue. As leucemias crônicas são divididas dependendo da sua célula de origem, sendo a leucemia mieloide crônica (LMC) proveniente dos neutrófilos e a leucemia linfocítica crônica (LLC) proveniente dos linfócitos.

Nas leucemias agudas, a produção de células normais na medula óssea está alterada devido ao acúmulo de blastos (células jovens). Com isso, é comum que pacientes apresentem o número total de leucócitos (glóbulos brancos) aumentado ou diminuído, dependendo do tipo de leucemia. Os níveis de hemoglobina e plaquetas estão geralmente baixos. Os principais problemas nas leucemias agudas são decorrentes de infecções (febre), anemia (fraqueza, falta de energia, falta de ar) e/ou sangramento (na pele, gengiva). O fígado e/ou baço podem estar aumentados nas leucemias agudas. O acúmulo de blastos nas leucemias agudas é identificado por meio de exame de medula óssea e pode também ser detectado na corrente sanguínea (por meio de um hemograma completo) e de exames complementares, como a citometria de fluxo e a citogenética.

As leucemias crônicas, por apresentarem um crescimento mais lento, podem ser diagnosticadas na ausência de sintomas por meio de exames de rotina ou podem estar associadas a febre, cansaço, sudorese, aumento de gânglios, fígado e/ou baço, e perda de peso. A LMC apresenta três fases: a fase crônica (crescimento lento), a acelerada (crescimento mais rápido) e a blástica (crescimento rápido podendo evoluir para leucemia aguda). Felizmente os pacientes, em sua maioria, são diagnosticados na fase crônica, quando ainda não apresentam ou há poucos sintomas. O diagnóstico na LMC é suspeitado quando há aumento dos neutrófilos jovens e maduros na circulação e confirmado por meio de exame de medula óssea, em que se identificam alterações nas células e em seus cromossomos. Na LLC, o diagnóstico é suspeitado quando há aumento de linfócitos maduros na circulação e confirmado com um exame de citometria de fluxo no sangue e/ou medula óssea.

Na maioria dos casos, não se sabe o que leva ao aparecimento das leucemias. Há alguns fatores de risco conhecidos para as leucemias com terapia prévia com quimioterapia e/ou radioterapia, algumas síndromes genéticas e exposição a certos agentes químicos, porém, esses casos representam uma minoria dos pacientes diagnosticados com leucemia. As leucemias crônicas, de um modo geral, ocorrem em pacientes de mais idade.

De modo geral, não há um sistema de estadiamento nas leucemias agudas, como ocorrem, por exemplo, nos tumores sólidos (aqueles de órgãos). Como as células afetadas no caso das leucemias estão na corrente sanguínea, já se considera como sendo uma doença sistêmica. Os riscos associados às leucemias agudas envolvem o tipo de célula acometida, o número de blastos, leucócitos, hemoglobina e plaquetas circulantes, além das alterações dos cromossomos identificados nas células da medula óssea no momento do diagnóstico. O estadiamento na LMC é determinado por idade, tamanho do baço, contagem de plaquetas e presença de células jovens (imaturas na circulação). O estadiamento na LLC é realizado por meio do aumento de gânglios, baço, e dos níveis de linfócitos, hemoglobina e plaquetas na circulação.

O tratamento em todos os casos das leucemias agudas envolve quimioterapia seguida ou não de transplante de medula óssea (TMO). A quimioterapia inicial, chamada de indução, é tóxica à medula óssea e requer internação para sua administração. Na maioria dos casos, as leucemias agudas respondem ao tratamento de quimioterapia de indução com diminuição no número de blastos na circulação e na medula óssea. Caso não se dê continuidade ao tratamento (após a indução), a maioria das leucemias agudas pode voltar. Por isso, a segunda etapa consiste em quimioterapia e/ou transplante de medula óssea, dependendo do caso. Essa etapa de tratamento após a indução é chamada de consolidação. Em alguns tipos específicos de leucemias agudas há ainda uma etapa subsequente conhecida como manutenção, na qual se continua o tratamento por até dois anos.

A necessidade da realização do TMO nas leucemias agudas se dá por meio de um processo chamado de estratificação de risco, ou seja, pacientes com doenças com perfil mais agressivo e refratário aos tratamentos da indução podem necessitar do TMO para erradicar as células leucêmicas. Esse procedimento é de alta complexidade e, nos casos das leucemias agudas, sempre requer um doador na família ou de banco de medulas. Esse tipo de TMO é conhecido como sendo alogênico, no qual a medula óssea doente é substituída por uma medula óssea de um doador saudável. Para isso, naqueles elegíveis ao TMO, o paciente passa por um processo de condicionamento que pode "destruir" a medula óssea ou não antes de receber a medula óssea de um doador. A intensidade desse condicionamento é que determinará se haverá a destruição ou não da medula óssea com os agentes empregados nessa fase de condicionamento. A decisão da intensidade a ser adotada dependerá do *status* da doença, tipo de doador, idade do paciente e comorbidades. Vale ressaltar que o TMO alogênico não envolve cirurgia.

Nas leucemias crônicas, o TMO não é mais indicado na LMC como primeiro tratamento, tendo sido substituído por medicações orais bastante eficazes do grupo dos inibidores da tirosina quinase com alta eficácia. Na LLC, pacientes podem ser observados inicialmente após o diagnóstico, principalmente quando a doença se encontra em estágios iniciais. Quando há indicação de tratamento, a maior parte dos pacientes apresenta boa resposta, que em anos recentes tem substituído a quimioterapia por terapias biológicas de alta efetividade. Em ambos os tipos de leucemia crônica (LMC e LLC), o prognóstico tende a ser favorável, sendo possível controlar a doença por muitos anos após realizado o diagnóstico na maioria dos casos.

SOBRE OS LINFOMAS

O sistema linfático é composto por linfócitos (células do sistema de defesa) e gânglios (ou linfonodos) que estão espalhados pelo nosso corpo para nos proteger de infecções. O baço também faz parte do sistema linfático. Os linfócitos podem ser do tipo T ou B, sendo que ambos participam do nosso sistema imunológico. Com isso, os linfomas podem ser do tipo T ou B, dependendo da célula de origem. Essas células dão origem aos linfomas, tumores do sistema linfático que, na maioria dos casos, são oriundos do tipo B. Os linfomas podem acometer pacientes de todas as idades e a sua evolução varia, podendo apresentar um comportamento pouco ou mais agressivo dependendo do tipo.

Os dois tipos principais de linfoma são de Hodgkin e não Hodgkin. O linfoma de Hodgkin geralmente acomete pacientes entre 20 e 30 anos de idades e aqueles com mais de 60. Há dois subtipos de linfoma de Hodgkin: o clássico e de predomínio linfocitário nodular. O linfoma de Hodgkin clássico pode ser subdividido em esclerose nodular, celularidade mista, depleção linfocitária e o rico em linfócitos. Esses subtipos de linfoma de Hodgkin clássico costumam ser tratados da mesma maneira, enquanto o linfoma de Hodgkin de predomínio linfocitário nodular pode ter uma abordagem distinta. O prognóstico no linfoma de Hodgkin tende a ser favorável pelas altas taxas de respostas aos quimioterápicos.

Dependendo do ritmo de crescimento, os linfomas não Hodgkin podem ser de baixo grau (ou indolentes) ou de alto grau (mais agressivos). Os linfomas de baixo grau geralmente apresentam uma evolução mais crônica (meses a anos), enquanto os de alto grau, mais aguda (dias a semanas). Os tipos mais comuns de linfoma não Hodgkin são o linfoma folicular (indolente ou de baixo grau) e o linfoma difuso de grandes células B (mais agressivo).

A apresentação mais comum dos linfomas é o aumento de gânglios, que pode ou não vir associado a febre, mal-estar, perda de apetite e peso, fraqueza e sudorese. O diagnóstico é feito por meio de biópsia, na qual parte ou todo o gânglio é removido para análise no laboratório de patologia. Essa análise poderá dizer se o linfoma é do tipo Hodgkin ou não Hodgkin, de células T ou B, e se trata de um linfoma com características menos ou mais agressivas.

Na maior parte dos casos, não se identificam causas para o linfoma. De modo geral, os linfomas podem estar associados a vírus ou outras doenças, porém esses representam uma minoria dos casos.

O estadiamento é feito por meio de exames de imagem, tomografia computadorizada (TC) com ou sem emissão de pósitrons (PET), biópsia de medula óssea e exames de sangue. Os exames de imagem e a biópsia de medula óssea são realizados para determinar a extensão do envolvimento pelo linfoma. Em alguns casos, o exame de líquor é necessário para o estadiamento, a fim de verificar se há envolvimento do sistema nervoso central.

O tratamento depende do tipo e subtipo de linfoma e sua extensão. Nas formas mais localizadas de linfoma de Hodgkin, o tratamento geralmente inclui quimioterapia com ou sem radioterapia. Nas formas mais avançadas desse linfoma, o tratamento inclui quimioterapia somente. Nos linfomas não Hodgkin, a extensão e o subtipo determinam o tratamento. Nas formas indolentes de linfoma não Hodgkin, a conduta inicial pode ser de observação, imunoterapia (com anticorpos), radioterapia e/ou combinação de quimioterapia + imunoterapia. Nas formas mais agressivas do linfoma não Hodgkin, o tratamento sempre inclui quimioterapia combinada a um anticorpo associado ou não à radioterapia. A depender do subtipo de linfoma não Hodgkin, como exemplo os linfomas do Manto e alguns tipos de linfomas de células T, é feita uma consolidação após o tratamento inicial com um transplante autólogo de medula óssea. Esse tipo de TMO não envolve doador, sendo o próprio paciente o seu próprio "doador". Nesse caso, após a terapia inicial com o paciente em remissão, estimulam-se as células da medula óssea (células-tronco) do paciente a caírem na corrente sanguínea, que são coletadas por um procedimento de aférese. Com as células coletadas, o paciente é submetido a altas doses de quimioterapia antes de receber suas próprias células-tronco de volta. Como no TMO alogênico, não há cirurgia envolvida no TMO autólogo.

SOBRE O MIELOMA MÚLTIPLO

O mieloma múltiplo é um câncer formado a partir dos plasmócitos, que são responsáveis pela produção de anticorpos em nosso organismo, importantes no combate às infecções por microrganismos. Quando os plasmócitos se tornam malignos, eles aumentam em número na medula óssea e a produção de anticorpos (imunoglobulinas) passa a acontecer de maneira desordenada. Pode ocorrer o aumento de anticorpos, por exemplo, durante um quadro de infecção ao qual o organismo está reagindo. No caso do mieloma múltiplo, não há uma agressão ao nosso organismo e o aumento na formação de anticorpos se dá de forma desregulada sem ser reacional. Como consequência, podem ocorrer anemia, aumento do cálcio no sangue, insuficiência renal e enfraquecimento ósseo com lesões e fraturas, caracterizando o mieloma múltiplo.

O mieloma múltiplo é mais comum em homens do que em mulheres e em pessoas acima de 60 anos, porém, pode ocorrer em pacientes mais jovens. Não há fatores de risco ambientais, sociais, nutricionais ou ocupacionais que aumentam o risco para o desenvolvimento do mieloma múltiplo.

Os sintomas mais comuns desse câncer são dores nos ossos, cansaço, perda de peso, infecções, inchaço, náusea e vômito; porém, pode haver casos assintomáticos. Os ossos e os rins são comumente afetados no mieloma múltiplo. Quando há envolvimento ósseo, formam-se lesões líticas, com perda de massa óssea, que podem levar a dores no local afetado (como nas vértebras ou costelas) ou fraturas nesses locais. O cálcio no sangue pode aumentar em decorrência desse envolvimento ósseo. Em casos em que o rim é afetado pela produção desregulada de anticorpos, pode haver perda de proteína na urina e insuficiência renal. A anemia é comum no mieloma múltiplo e, com isso, são frequentes sintomas de cansaço, fadiga, falta de ar.

O diagnóstico é feito por meio de exames de sangue, urina e de imagem (raios X; tomografia computadorizada, ressonância magnética ou PET-TC para avaliação dos ossos). Nos exames de sangue e urina, identifica-se o aumento dos anticorpos anormais produzidos em quantidades elevadas. Na avaliação de medula óssea, a quantidade de plasmócitos (que dá origem aos anticorpos) está aumentada acima de 10%, podendo chegar a níveis bem mais altos, acima de 60% (o normal de plasmócitos na medula óssea é ao redor de 2 a 3%). Esses anticorpos aumentados servem de "marcadores" da doença e são acompanhados após o início do tratamento.

O tratamento no mieloma múltiplo visa inibir os plasmócitos e reduzir a produção de anticorpos, além de fortalecer os ossos. Nos últimos 10 a 15 anos, tem havido importantes avanços no uso de drogas biológicas, mais eficazes e com menos efeitos colaterais comparadas à quimioterapia. Esses agentes biológicos conseguem atacar os plasmócitos neoplásicos mais especificamente, poupando outros órgãos e tecidos, de forma mais precisa.

Uma das primeiras determinações a ser feita ao diagnóstico de mieloma múltiplo é se o paciente é elegível ou não ao TMO autólogo. Essa determinação envolve vários critérios, como a idade, as comorbidades e o grau de risco do mieloma.

Na primeira fase de tratamento, é utilizada uma combinação de três a quatro drogas com altas taxas de resposta e controle da doença. Em uma segunda fase, pacientes elegíveis ao TMO autólogo recebem essa terapia como consolidação. Já nos que não são elegíveis, opta-se pela continuidade com terapia medicamentosa de uso contínuo. No TMO autólogo, como descrito na sessão dos linfomas, o doador é o próprio paciente, em que sua própria medula é coletada (após a primeira fase) e depois reinfundida após aplicação de quimioterapia em doses altas.

O avanço no tratamento do mieloma múltiplo veio a partir de drogas inovadoras que inibem mais especificamente a produção de proteínas pelos plasmócitos (como exemplo, os inibidores do proteassoma) e de medicamentos imunomoduladores, que inibem a interação da célula do mieloma na medula óssea. E mais recentemente, os anticorpos monoclonais que atacam especificamente as células do mieloma com poucos efeitos colaterais. Essas terapias "alvos" mais "inteligentes" diferem da quimioterapia porque reconhecem especificamente a célula do mieloma e a elimina. Os tratamentos modernos incorporam a combinação de drogas dessas diferentes classes, aumentando a toxicidade contra os plasmócitos e possibilitando um melhor controle da doença, que tem resultado em uma maior expectativa de vida desses pacientes.

REFERÊNCIAS

1. Ansell SM. Hodgkin Lymphoma: Diagnosis and Treatment. Mayo Clin Proc. 2015;90(11):1574-83.
2. Ansell SM. Non-Hodgkin Lymphoma: Diagnosis and treatment. Mayo Clin Proc. 2015;90(8):1152-63.
3. Chavda SJ, Yong K. Multiple myeloma. Br J Hosp Med (Lond). 2017; 78(2):C21-C7.
4. Cowan AJ, Green DJ, Kwok M, Lee S, Coffey DG, Holmberg LA et al. Diagnosis and management of multiple myeloma: A review. JAMA. 2022;327(5):464-77.
5. Hallek M, Al Sawaf O. Chronic lymphocytic leukemia: 2022 update on diagnostic and therapeutic procedures. Am J Hematol. 2021;96(12):1679-705.

6. Hallek M, Shanafelt TD, Eichhorst B. Chronic lymphocytic leukaemia. Lancet. 2018;391(10129):1524-37.
7. Jaffe ES. Diagnosis and classification of lymphoma: Impact of technical advances. Semin Hematol. 2019;56(1):30-6.
8. Matasar MJ, Zelenetz AD. Overview of lymphoma diagnosis and management. Radiol Clin North Am. 2008;46(2):175-98, vii.
9. Mauro MJ, Druker BJ. Chronic myelogenous leukemia. Curr Opin Oncol. 2001;13(1):3-7.
10. Nau KC, Lewis WD. Multiple myeloma: diagnosis and treatment. Am Fam Physician. 2008;78(7):853-9.
11. Onciu M. Acute lymphoblastic leukemia. Hematol Oncol Clin North Am. 2009;23(4):655-74.
12. Osman AEG, Deininger MW. Chronic myeloid leukemia: Modern therapies, current challenges and future directions. Blood Rev. 2021;49:100825.
13. Pelcovits A, Niroula R. Acute myeloid leukemia: A review. R I Med J (2013). 2020;103(3):38-40.
14. Rose-Inman H, Kuehl D. Acute leukemia. Hematol Oncol Clin North Am. 2017;31(6):1011-28.
15. Shadman M. Diagnosis and treatment of chronic lymphocytic leukemia: A review. JAMA. 2023;329(11):918-32.

4

PSICO-ONCOLOGIA: ASPECTOS GERAIS E FUNDAMENTOS

Tatiana Bukstein Vainboim Curcio Lauro

Nas últimas décadas, a Psico-Oncologia, com sua fundamentação, vem ampliando a assistência a pacientes com diversos tipos de câncer. Trata-se de uma área da Psicologia da Saúde voltada ao estudo e à atuação junto aos portadores de câncer, visando a uma abordagem dos aspectos psicológicos envolvidos no adoecimento e no tratamento, incluindo seu contexto familiar e social.

O termo Psico-Oncologia é formado por: *psico* (de psiquê = mente), *onco* (do grego – *"ogkos"* = tumor) e *logia* (conhecimento, estudo).

Jimmie C. Holland, psiquiatra pioneira na área, começou em 1977, no *Memorial Sloan-Kettering Cancer Center*, em Nova Iorque, um serviço de atendimento, pesquisa e treinamento de Psiquiatria e Psicologia. Seus trabalhos estabeleceram a fundamentação da Psico-Oncologia, cuja definição foi oficializada com a criação da Associação Internacional de Psico-Oncologia, no ano de 1984 (*International Psycho-Oncology Society – IPOS*).

Holland define Psico-Oncologia como:

> (...) uma subespecialidade da Oncologia, que procura estudar as duas dimensões psicológicas presentes no diagnóstico do câncer:
>
> 1. O impacto do câncer no funcionamento emocional do paciente, sua família e profissionais de saúde envolvidos em seu tratamento;
>
> 2. O papel das variáveis psicológicas, sociais e comportamentais na incidência e na sobrevivência ao câncer (p. 215)[1].

Holland ressalta que os avanços mais significativos em Psico-Oncologia foram obtidos a partir da década de 1980, com as pesquisas que buscavam identificar variáveis sociais presentes no ciclo do câncer (prevenção, diagnóstico, tratamento e reabilitação), com uma abordagem mais humanística ao paciente, incluindo estudos sobre controle da dor, qualidade de vida, resultados de intervenções multiprofissionais e modelos de estratégias de suporte psicossocial ao paciente[2].

LeShan[3] começou a cuidar dos pacientes oncológicos, propondo formas de apoio psicossocial e psicoterápico ao paciente e a seus familiares, todos abalados com o impacto do diagnóstico de câncer e suas consequências. Seu trabalho mostra formas de auxílio no enfrentamento do câncer, gerando uma melhor qualidade de vida. Utiliza o termo recuperação no sentido de recordar a identidade do indivíduo e de descobrir ou redescobrir a "sua canção interior" (p. 49). O psicoterapeuta LeShan trabalhou com a possibilidade de as pessoas encontrarem novas e eficientes maneiras de lutarem por suas vidas. Com grande percepção, compaixão e sabedoria, mostrou diversas experiências daqueles que desafiaram o câncer, mostrando como transformações psicológicas, associadas a tratamentos médicos, podem mobilizar um sistema imunológico comprometido para a cura. Destaca-se por enfatizar o lado positivo do paciente, em vez de trabalhar unicamente suas dificuldades. Essa abordagem desperta uma intensa fonte de motivação e de energia interior que leva a pessoa a buscar novos caminhos em busca de sua individualidade, alcançando assim seu ponto de mutação.

Em 1994, houve a necessidade de criar uma definição brasileira de Psico-Oncologia, que fosse compatível com as características da nossa cultura e do nosso sistema de saúde. Isso fez com que Gimenes[4] formulasse uma definição que se oficializou com a fundação da Sociedade Brasileira de Psico-Oncologia:

> A Psico-Oncologia representa a área de interface entre a Psicologia e a Oncologia, e utiliza conhecimento educacional, profissional e metodológico proveniente da Psicologia da Saúde para aplicá-lo:
>
> – Na assistência ao paciente oncológico, à sua família e aos profissionais de saúde envolvidos com a prevenção, o tratamento, a reabilitação e a fase terminal da doença;
>
> – Na pesquisa e no estudo de variáveis psicológicas e sociais relevantes para a compreensão da incidência, da recuperação e do tempo de sobrevida após o diagnóstico do câncer;

– Na organização de serviços oncológicos que visem ao atendimento integral do paciente (físico e psicológico), enfatizando de modo especial a formação e o aprimoramento dos profissionais de Saúde envolvidos nas diferentes etapas do tratamento (p. 46-47)[4].

Em 2006, pela SBPO (Sociedade Brasileira de Psico-Oncologia), foi instituído o Certificado de Distinção de Conhecimento na área da Psico-Oncologia e foi realizada, durante o 9º Congresso Brasileiro, a primeira certificação que distinguiu 134 profissionais da área da saúde com habilitação ao trabalho no campo da Psico-Oncologia[5].

O psicólogo atuante na área da Psico-Oncologia visa manter o bem-estar do paciente, identificando e compreendendo os fatores emocionais vividos por ele. Simonton[6] e Kübler-Ross[7] apontam para a importância de se acompanhar o paciente, perceber suas necessidades e detectar o sentimento presente.

Em um espaço de acolhimento, o psicólogo deve sempre trabalhar com a realidade. Quanto mais o paciente estiver informado acerca de sua doença, maior será a sua capacidade de enfrentamento do adoecer e mais confiança terá na equipe profissional com quem ele está lidando, reagindo melhor ao tratamento[8].

As possibilidades de intervenção em Psico-Oncologia são bem amplas e versam sobre[9]:

1. Adesão, adaptação, enfrentamento e qualidade de vida em pacientes, familiares e sobreviventes de oncologia, considerando as diferentes etapas do desenvolvimento humano (infância, adolescência e vida adulta).
2. Formação e atuação da equipe de saúde, focalizando as relações interprofissionais e as dimensões institucionais em uma perspectiva interdisciplinar.
3. Compreensão da atividade voluntária, enfatizando a descrição das ações, os aspectos motivacionais e a necessidade de formação e treinamento.
4. Avaliação de técnicas de preparação psicológicas para a clientela submetida a procedimentos cirúrgicos e invasivos.
5. Qualidade de vida para todos os envolvidos.

6. Repercussões nas equipes de saúde.
7. Reações parentais durante as diferentes fases da doença (diagnóstico, tratamento, recidiva, sobrevivência e morte).
8. Qualidade da recuperação e da reabilitação do paciente e de seus familiares.
9. Sobrevivência em Oncologia.
10. Cuidados paliativos.
11. Síndrome de *burnout* e fadiga por compaixão.
12. Escolaridade.

FAMÍLIA DE PACIENTES ONCOLÓGICOS

Uma vez que a família do paciente e os cuidadores familiares "adoecem" juntos, a Organização Mundial da Saúde (OMS) os considera "unidade de cuidados"[10]. Isso leva à inclusão dos familiares no atendimento, pois não são vistos somente como provedores de cuidados, mas como pacientes de segunda ordem. A ajuda psicológica às famílias é considerada essencial, pois são também sofredores no seu despreparo diante da doença, na sobrecarga de suas novas funções, possuem medos e angústias.

É importante que a unidade paciente-família seja reconhecida, mesmo que as necessidades sejam específicas e, ao mesmo tempo, presentes em ambos os grupos. Havendo comunicação aberta entre ambos, parece haver redução do sofrimento, alcançando melhores níveis de qualidade de vida[11].

Cuidar representa desafios a serem superados, envolvendo longos períodos de tempo dispensados ao paciente, desgastes físicos, custos financeiros, sobrecarga emocional, riscos mentais e físicos[12].

Franco[13,14] aponta fatores facilitadores e complicadores para o enfrentamento da doença pela família. São eles:

Fatores facilitadores:

- Estrutura familiar flexível que permita reajuste de papéis.
- Boa comunicação com a equipe profissional e entre os membros da família.
- Conhecimento dos sintomas e ciclo da doença.
- Participação nas diferentes fases, para obter senso de controle.
- Sistemas de apoio informal e formal disponíveis.

Fatores complicadores:

- Padrões disfuncionais de relacionamento, interação, comunicação e solução de problemas.
- Sistemas de suporte formal e informal não existentes ou ineficientes;
- Outras crises familiares simultâneas à doença.
- Falta de recursos econômicos e sociais. Cuidados médicos de pouca qualidade e dificuldades na comunicação com a equipe médica.
- Doenças estigmatizantes, pouca assistência.

Simonton *et al.*[6] e LeShan[3] ressaltaram a importância da família na recuperação, crescimento e fortalecimento do paciente. Enfatizaram que a doença pode promover o crescimento de todos os membros da família. Cada família terá a sua forma e ritmo de adaptação.

Atuando junto à família, o psicólogo busca reforçar os vínculos afetivos entre o paciente e a família, facilitando um diálogo sincero, tornando-os capazes de compartilhar experiências e emoções.

A família pode enfrentar diariamente outras ansiedades como medo de perder o ente querido, o convívio com as alterações corporais que, em todos os momentos, revelam a presença da doença, o fato de assistir o declínio físico do paciente e, muitas vezes, as dificuldades financeiras.

Familiares desejam uma grande gama de informações, a fim de conhecer a natureza da doença, aprender e questionar sobre o tratamento e os efeitos colaterais. As intervenções psicoterapêuticas são adequadas para esse fim, bem como proporcionam um local para expressão de sentimentos, elaboração das vivências e experiências relacionadas ao adoecimento, ao cuidar, e sentem-se acolhidas[15,16].

Liberato e Carvalho[17] referem que métodos pedagógicos e psicoterapêuticos, com a aplicação adequada, podem contribuir para a melhora da qualidade de vida de pacientes e de seus cuidadores, bem como a equipe de saúde.

Os cuidadores também precisam de tempo e espaço para elaborar a aceitar a perda gradativa de vida do ente querido, se esse for o caso. Validar a relevância da atitude de estar ao lado do enfermo e demonstrar quanto ele é importante, não deixando que ele se sinta sozinho e desamparado, colaboram para que a sensação de impotência do cuidador seja amenizada[18].

LUTO ANTECIPATÓRIO

Outro fator importante que devemos mencionar quando falamos em Psico-Oncologia é o luto antecipatório, que afeta o núcleo familiar quando um de seus membros adoece. A expressão "luto antecipatório", criada por Lindemann[19], refere-se ao luto que acontece antes da perda concreta do paciente. Costa Torres[20] ressalta que o luto antecipatório tem início no momento em que a morte é vista como inevitável, envolvendo angústia e dor da separação.

O paciente, ao receber o diagnóstico e aderir ao tratamento, inicia um processo que Lindemann[19] chamou de luto antecipatório. Worden[21] referiu-se ao luto que antecede a morte biológica, em que o paciente experimenta a dor e o processo de perda, que se inicia no momento do diagnóstico pela associação direta à ideia de morte.

De acordo com Rando[22,23], luto antecipatório é o conjunto de processos vivenciados pelo paciente e pela família, a partir da progressiva ameaça de perda. É um processo psicossocial ativo de enlutamento empreendido pela família e pelo paciente na fase entre o diagnóstico e a morte propriamente dita.

Fonseca define luto antecipatório como aquele vivenciado quando o paciente ainda se encontra vivo e relaciona esse luto com a dor da notícia e os sentimentos de perda iminente. Aponta a existência de um processo cognitivo, emocional e comportamental experimentado intra e interpsiquicamente, a partir do momento em que a pessoa é informada ser portadora de uma doença considerada grave[24].

A experiência da antecipação da perda envolve respostas emocionais antecipadas que podem incluir ansiedade de separação, solidão existencial, tristeza, desapontamento, raiva, ressentimento, culpa, exaustão e desespero[25].

Cabe ao psico-oncologista estar atento a esse processo, e trabalhar a elaboração e o enfrentamento do mesmo, tanto pelos pacientes quanto pelos familiares.

COMUNICAÇÃO EM PSICO-ONCOLOGIA

A comunicação é muito importante no cuidado em saúde, ferramenta fundamental do psico-oncologista, visto que a informação sobre a doença, além de ser direito do paciente, pode melhorar a adesão ao tratamento. Isso porque quando a pessoa sabe ao que vai ser submetida, pode colaborar mais, além de se preparar melhor para enfrentar a situação.

A palavra comunicação vem do latim *communicare*, que significa ter algo em comum, repartir, compartilhar. Após um tempo, essa palavra ganhou novos sentidos, como o de estar em contato ou em uma relação com alguém. Sendo assim, a boa comunicação pressupõe ter algo em comum com uma pessoa ou ter uma disposição ao compartilhamento do que possuímos[26].

O desafio de preparar o cuidador é grande e de fundamental importância a fim de que não adoeça fisicamente e emocionalmente. Pelo contrário, o objetivo é que a equipe possa fortalecê-lo, do ponto de vista psicológico, para lidar com o processo de adoecimento do ente querido.

A boa comunicação entre pacientes e familiares/cuidadores é considerada de extrema importância para todos, incluindo a equipe profissional.

A escuta é essencial. Escutar significa acolher aquele que fala. Depois é preciso ajudá-lo a buscar um sentido para o que está vivendo no momento.

O psicólogo oferece a possibilidade de a pessoa encontrar saídas individuais para seu sofrimento, qualquer que seja o diagnóstico ou prognóstico. Ele atende a necessidade de escuta do paciente, sem julgamento nem interpretações prévias, considerando a vulnerabilidade e a fragilidade diante do adoecer, e trabalha as possibilidades de um bom enfrentamento.

Dessa forma, a Psico-Oncologia está pautada em trabalhar com os questionamentos surgidos no decorrer da vivência dos pacientes, familiares e profissionais envolvidos em qualquer um dos estágios do adoecimento, seja ele no diagnóstico, tratamento, reabilitação, cuidados paliativos e fase final de doença.

REFERÊNCIAS

1. Holland JC. History of psycho-oncology: overcoming attitudinal and conceptual Barries. Psychosomatic Med. 2002; 64:206-21.
2. Holland JC. Progress and challenges in psychosocial and behavioral research in cancer in the Twentieth Century. Cancer. 1991; 67:767-73.

3. LeShan L. O Câncer como Ponto de Mutação. Um Manual para Pessoas com Câncer, seus Familiares e Profissionais de Saúde. 4ª ed. São Paulo: Summus; 1992.
4. Gimenes MG. Definição, foco de estudo e intervenção. In: Carvalho MMMJ, organizador. Introdução à Psiconcologia. Campinas: Editorial Psy; 1994.
5. Veit T, Carvalho VA. Psico-Oncologia: definições e área de atuação. In: Carvalho VA, Franco MHP, Kovács MJ, Liberato R, Macieira RC, Veit MT, Gomes MJB, Barros LH, organizadores. Temas em Psico-Oncologia. São Paulo: Summus; 2008. p.15-9.
6. Simonton OC, Simonton SM, Creighton J. Com a Vida de Novo. São Paulo: Summus; 1987.
7. Kübler-Ross E. Sobre a Morte e o Morrer. O que os Doentes Terminais Têm a Ensinar a Médicos, Enfermeiras, Religiosos e aos seus Próprios Parentes. 8ª ed. São Paulo: Martins Fontes; 1998.
8. Sales C, Paiva L, Scandiuzzi D, Anjos AC. Qualidade de vida de mulheres tratadas de câncer de mama: funcionamento social. Rev Bras Cancerol. 2001;47:263-72.
9. Aguiar MAF. Psico-Oncologia: assistência humanizada e qualidade de vida. In: Aguiar MAF et al. Psico-Oncologia: Caminhos de Cuidado. São Paulo: Summus, 2019.
10. World Health Organization. Cancer Pain Relief. Geneva: World Health Organization; 1990.
11. Bromberg MHPF. Cuidados paliativos para o paciente com câncer: uma proposta integrativa para equipe, pacientes e famílias. In: Carvalho MMMJ, organizador. Resgatando o Viver: Psico-oncologia no Brasil. São Paulo: Summus; 1998. p. 186-231.
12. Rabow MW, Hauser JM, Adams J. Supporting family caregivers at the end of life: "they don't know what they don't know". JAMA. 2004;291:483-91.
13. Franco MHP. Cuidados paliativos e assistência ao luto. In: Saiba mais sobre Luto. [citado 20 dez 2006]. Disponível em: http://www.4estacoes.com/pdf/cuidados_paliativos.pdf
14. Franco MHP. A família em psico-oncologia. In: Carvalho VA, Franco MHP, Kovács MJ, Liberato R, Macieira RC, Veit MT, Gomes MJB, Barros LH, organizadores. Temas em Psico-Oncologia. São Paulo: Summus; 2008. p. 358-61.
15. Fox S & Lantz C. The brain tumor experience and quality of life: a qualitative study. J NeurosciNurs. 1998; 30:245-52.
16. Lepola T, Toljamo M, Aho R, Louet T. Being a brain tumor patient: a descriptive study of patient's experiences. J NeurosciNurs. 2001; 33:143.
17. Liberato RP & Carvalho VA. Psicoterapia. In: Carvalho VA, Franco MHP, Kovács MJ, Liberato R, Macieira RC, Veit MT, Gomes MJB, Barros LH, organizadores. Temas em Psico-Oncologia. São Paulo: Summus; 2008. p. 341-50.

18. Lione FR. Dor: aspectos médicos e psicológicos. In: Carvalho VA, Franco MHP, Kovács MJ, Liberato R, Macieira RC, Veit MT, Gomes MJB, Barros LH, organizadores. Temas em Psico-Oncologia. São Paulo: Summus; 2008. p. 294-302.
19. Lindemann E. The symptomatology and management of acute grief. Am J Psychiatry. 1944;101:141-8.
20. Costa Torres W. As perdas do paciente terminal: o luto antecipatório. Psicol Argum. 2001;19:7-12.
21. Worden JW. Terapia do Luto. Um Manual para o Profissional de Saúde Mental. 2ª ed. Porto Alegre: Artes Médicas; 1998.
22. Rando TA, organizator. Loss and Anticipatory Grief. Massachusetts: Lexington Books; 1986.
23. Rando TA, organizator. Clinical Dimensions of Anticipatory Mourning. Illinois: Research Press; 2000.
24. Fonseca JP. Luto Antecipatório. As Experiências Pessoais, Familiares e Sociais diante de uma Morte Anunciada. Campinas: Livro Pleno; 2004.
25. Rolland JS. Ajudando famílias com perdas antecipadas. In: Walsh F, McGoldrick M. Morte na Família: Sobrevivendo às Perdas. Porto Alegre: Artmed; 1998.
26. Osorio LC. Grupoterapias: Abordagens Atuais. Porto Alegre: Artmed; 2007.

5

LUTO, PERDAS E PSICO-ONCOLOGIA

Flávia R. Sayegh Dallemule

> ...*"Como não tive filhos, a coisa mais importante que tive na vida foram os meus mortos, e com isso me refiro à morte dos meus entes queridos. Talvez você ache isso lúgubre, mórbido. Eu não vejo assim. Muito pelo contrário: para mim é uma coisa tão lógica, tão natural, tão certa. Apenas nos nascimentos e nas mortes é que saímos do tempo. A terra detém a rotação e as trivialidades com que desperdiçamos as horas caem no chão feito purpurina. Quando uma criança nasce ou uma pessoa morre, o presente se parte ao meio e nos permite espiar durante um instante pela fresta da verdade – monumental, ardente e impassível. Nunca nos sentimos tão autênticos quanto ao beirarmos as fronteiras biológicas: temos a clara consciência de estarmos vivendo algo grandioso."*
>
> Rosa Montero[1]

Temas relacionados ao luto têm alcance e dimensões cada vez maiores no âmbito de estudos científicos no mundo todo, o que nos traz a necessidade de olhar para sua interface técnico/teórica e também para a prática ao suporte emocional ao luto. Para nós – profissionais – a conceituação do luto e suas interações e conexões será fundamental para que possamos nos comunicar de uma forma mais eficaz e efetiva no que diz respeito à vivência do processo de luto e seus desdobramentos.

Para entender como o luto tem sido compreendido atualmente, vamos fazer um breve resgate histórico de como esse tema tem sido abordado ao longo do desenvolvimento da história e da cultura e ao longo do desenvolvimento das ciências em que o tema transita

RESGATE HISTÓRICO E CULTURAL

Muitas bases religiosas e filosóficas surgiram a partir de questionamentos em relação à morte: observa-se o confronto do homem com a morte e a tentativa de compreendê-la e significá-la. Assim, o tema foi bastante discorrido e escrito por religiosos, filósofos e pensadores da antiguidade até chegar, nos dias atuais, a ser estudado cientificamente. Em linhas gerais, pode-se dizer que a morte, antes vista como um aspecto natural do ser humano e do ciclo vital, passou a ser temida e até mesmo negada, surgindo então uma nova maneira de lidar com a morte e consequentemente uma nova maneira de lidar com luto. Kovács[2] pontua que os profissionais de saúde são treinados para cuidar da vida e da saúde com o objetivo de salvar vidas, colocando a morte em um papel desafiador para sua prática, muitas vezes sendo vista como um fracasso. Quando a cura é o objetivo do médico, a morte torna-se um fracasso pessoal, mesmo quando não pode ser evitada.

Cabe aqui fazer um relato de como o tema do luto foi sendo construído perante a história e perante a ciência. As primeiras definições de luto descreviam o fenômeno como doença, associando-o à doença mental e à depressão e aproximando o discurso do pensamento médico. Franco[3] cita o trabalho de Robert Burton, de 1621, "The anatomy of melancholie" como o primeiro estudo que falou da perda e seus sintomas, relacionando o pesar como causa da chamada melancolia na época. Nessa mesma época as pessoas enlutadas eram muitas vezes medicadas e o sofrimento gerado pelo luto era considerado causa de morte. Os primeiros trabalhos sobre o luto traziam uma perspectiva da necessidade do enlutado de afastamento e de desligamento da pessoa falecida. O texto de Freud[4], Luto e Melancolia, foi e ainda é considerado um grande marco para os estudos sobre o luto pela contribuição da psicanálise para o tema. No estudo, o autor descreve o processo de luto por meio da necessidade de o indivíduo se desligar do objeto perdido dentro de um quadro psicológico adaptativo, por meio da capacidade de se despedir e integrar lembranças e experiências vividas com o objeto perdido, elaborando e aceitando a separação. Ainda, ele diferencia o luto da melancolia perante a perda, citando a saída melancólica quando não há essa possibilidade de separação e sim há uma recusa de se separar da pessoa, simbolicamente.

Uma importante contribuição para o entendimento do luto foi o trabalho desenvolvido por Bowlby[5] na década de 1940. A abordagem sobre a formação e o rompimento dos vínculos afetivos foi fundamental para o entendimento do processo de luto na época e ainda é guia no estudo desse processo. O autor, ao identificar padrões de interação e de vinculação, tanto saudável quanto patológico, formulou a teoria do apego. Muitos autores que estudam e pesquisam o processo de luto se debruçam sobre o trabalho inicial desse autor. Nas obras de grandes estudiosos do tema, como Parkes[6] e outros, temos exemplos de como a teoria do apego auxilia os autores na construção do pensamento sobre o processo de luto, pois parte-se da premissa que o luto é um processo resultante da formação e dos rompimentos de vínculos afetivos.

LUTO NA VISÃO CONTEMPORÂNEA

Levando em consideração o luto dentro de uma perspectiva atual, considerando as mortes e perdas que a nossa sociedade contemporânea impõe, hoje compreendemos o luto como um processo de construção de significado que permite revisões de identidade, das relações sociais e pessoais que o indivíduo mantém e dos sistemas de crenças e valores construídos durante toda a vida[3].

Nesse contexto, o significado é entendido por representações cognitivas construídas e mantidas interativamente na mente dos indivíduos de cada membro de uma família. Essas representações sofrem influência da sociedade, da cultura e do período histórico. Concomitante a essa ideia, Parkes[6] considera o processo de luto como um período de transição psicossocial em que o enlutado vivencia um período de reajuste, pois é necessária a construção de uma nova identidade, pessoal/individual e familiar. É nesse momento que ocorrem as revisões de identidade, das relações sociais e de suas crenças pessoais.

Para compreender o luto dentro da perspectiva de um processo de construção de significado, é necessário reconhecer a particularidade e a subjetividade dessa experiência para o indivíduo, levando em consideração que grandes ajustamentos psicossociais são necessários na adaptação à morte de uma pessoa significativa e esse processo implica uma nova construção de realidade[3]. Para a autora, os modelos de luto refletem as representações sociais sobre a vida e a morte, necessitando então um olhar que inclua a cultura na compreensão da vivência e da expressão do luto. Todo indivíduo compartilha uma cultura que atribui significados às experiências vividas, inclusive em relação ao luto. O olhar amplo sobre o processo de luto, considerando a diversidade social, cultural e de gênero e da nossa sociedade atual, possibilita perceber e compreender as diferenças da vivência e da expressão do luto.

Os modelos atuais que abrangem o luto a partir de uma perspectiva de construção de significado destacam também a possibilidade de se manterem vínculos contínuos saudáveis no processo de luto. Em um estudo importante, Stroebe[8] descreve um modelo nomeado de Modelo do Processo Dual (*Dual Process Model*), propondo uma visão dinâmica do processo de luto. A autora defende a ideia de movimentos de caráter adaptativos do enlutado voltados tanto para a perda quanto para a restauração durante um processo de luto, ou seja, o enlutado pode ter atitudes no sentido de lidar com a perda e também atitudes de restauração de aspectos da vida. Ambos os comportamentos são descritos como movimentos de enfrentamento adaptativo, seja voltado para a perda, seja voltado para a restauração, caracterizando assim um modelo regulador e dinâmico.

Uma observação importante é lembrar que o processo de luto é vivido não apenas por morte. Sabemos que inúmeras situações podem desencadear um processo de luto, como a perda da saúde, da capacidade funcional, separações, entre outras. As perdas e os processos de luto ocorrem o tempo todo na vida de um indivíduo, fazem parte do desenvolvimento humano e, apesar de experiências universais, são experimentadas e vividas de forma particular e subjetiva.

A experiência do adoecimento por câncer gera um tipo de luto, o simbólico, e também o antecipatório. O luto antecipatório é o processo que ocorre antes da morte concreta e no caso de pacientes pode envolver as perdas da saúde, de papéis sociais, alterações corporais e separação de pessoas queridas. O luto antecipatório para os familiares envolve as perdas relacionadas ao adoecimento e à perspectiva de morte[2]. Rando (1986) *apud* por Franco[7] caracteriza o luto antecipatório como um processo que permite absorver, de forma gradual e ao longo do tempo, a realidade da perda.

Há diversos estudos que apontam que intervenções psicológicas realizadas durante o luto antecipatório podem prevenir o desenvolvimento de um possível luto complicado no futuro, já que o indivíduo tem a possibilidade de resolver questões pendentes (tanto de ordem psíquica quanto material), tem a possibilidade de se organizar para mudanças e de fazer planos para o futuro.

O PSICO-ONCOLOGISTA E O TRABALHO COM O LUTO

Durante o processo de uma doença onco-hematológica, os membros da família podem concordar veladamente em evitar uma discussão sobre a morte, mas sabemos que nos atendimentos psicológicos aos pacientes familiares muitos podem desejar falar sobre a morte, não importando o desconforto que sintam acerca dela. O psico-oncologista pode ajudar os pacientes e as famílias a identificar suas intensas emoções e preocupações, compartilhando de uma conversa honesta sobre sonhos, esperança e finitude.

Muitos estudos evidenciam que as intervenções psicológicas com pacientes e familiares com doenças agudas, crônicas e/ou fora de possibilidades terapêuticas de cura têm contribuído para que estes encontrem respostas adaptativas de enfrentamento, melhorando a qualidade de vida durante o tratamento e após o término dele.

Chamamos as intervenções em Psico-Oncologia com indivíduos enlutados de intervenções psicossociais, uma vez que, no caso dos pacientes com câncer e familiares, elas não se atêm unicamente aos aspectos psicológicos, mas se propõem a lidar com a dinâmica psicossocial que está sempre presente. As intervenções psicossociais na fase final de vida devem propiciar um espaço seguro para a expressão dos sentimentos, mobilizar recursos para o enfrentamento da situação e do momento. No processo da finitude da vida é preciso, muitas vezes, ajudar o paciente a resolver questões pendentes, facilitando a diminuição de angústias que possam comprometer a qualidade de vida em seus momentos finais.[9]

A avaliação psicológica acerca do luto possui particular relevância, dada a necessidade de compreender e identificar os fatores de risco para o luto complicado e subsidiar o planejamento e o desenvolvimento de ações preventivas. Nesse sentido, faz-se fundamental a compreensão do que chamamos de luto normal e luto complicado.

Sabemos que grandes ajustamentos psicossociais são necessários na adaptação à morte de uma pessoa significativa, e esse processo implica uma nova construção de realidade, levando o enlutado a uma condição de maior vulnerabilidade[3]. Dentro dessa perspectiva, Bowlby[5] descreveu alguns aspectos que influem no andamento do luto, como, por exemplo, as causas e circunstâncias da perda, as oportunidades e recursos que o indivíduo tem para entender o que ocorreu, as relações familiares antes e depois da perda, as mudanças de padrões de relacionamento, papéis e funções do indivíduo. Ainda, Franco[10] aponta aspectos que podem ser auxiliares no processo de luto, como aceitar a realidade da morte/perda, vivenciar as emoções do pesar, ajustar-se e adaptar-se à vida na qual o falecido não mais se encontra, investindo em outra relação e encontrando maneiras adequadas de conviver com a memória da figura perdida, além de reconstruir a identidade e o significado da vida abalados pela perda.

Quando um indivíduo vivencia uma desorganização prolongada que não lhe permite retomar suas atividades com uma qualidade anterior à perda, pode ocorrer a vivência do luto complicado. Vale aqui destacar o estudo[11] em que autores trazem o conceito de Transtorno de Luto Prolongado (TGP): um percurso do luto voltado para um padrão de aceitação e outro percurso levando à instalação do TGP. É compreendido que a aceitação da morte aumenta com o passar do tempo, porém alguns aspectos naturais presentes na vivência do processo do luto podem ser mais marcantes e persistentes, levando o indivíduo ao TGP, como, por exemplo, falta de sentido no futuro, sensação de vazio, entorpecimento, entre outros. Nos indivíduos que apresentavam o transtorno, o estudo identificou sinais de vulnerabilidade psíquica e física, tais como alteração no sono, na alimentação, no sistema imunológico, depressão, ansiedade, entre outros.

Quando há o questionamento para indicação ou não para cuidados profissionais de um psicólogo a uma pessoa enlutada, estamos na verdade questionando alguns aspectos, como, por exemplo, se o processo de luto está ocorrendo dentro de um padrão normativo, quais as habilidades e competências aquele indivíduo possui para lidar com essa crise, entre outros. Sabemos que a linha divisória entre o saudável e o não saudável ou entre o sofrimento intenso e o transtorno psíquico na vivência do processo de luto é uma linha tênue e que requer conhecimento sobre essa experiência para poder avaliar essa dinâmica e então perceber quando há a necessidade ou não de tratamento para o luto.

O psicólogo deve avaliar as condições do luto por meio dos fatores de proteção e os fatores de risco à saúde mental para aquele indivíduo, pois partimos da compreensão do luto em si não como patológico, mas como possível fator patogênico. Fatores de risco são preditores que podem ser identificados durante o processo de luto e que são associados a uma resolução favorável ou não do luto. Podemos citar inúmeros aspectos relevantes na abordagem dos fatores de risco e proteção, como a qualidade do vínculo rompido pela morte, quem foi a pessoa que morreu, o tipo de morte, a rede de apoio que o enlutado possui e como o apoio foi recebido e percebido por ele, condições prévias de personalidade do enlutado, entre outros. O psicólogo deve levar em consideração esses aspectos na sua avaliação sobre a necessidade ou não de intervenção profissional junto àquela pessoa.

Franco[12] destaca que não é todo indivíduo enlutado que necessita de atendimento psicológico e ainda não necessariamente uma pessoa em processo de luto beneficia-se de psicoterapia nos moldes tradicionais, mas pode requerer outro tipo de abordagem terapêutica, como, por exemplo, um acompanhamento terapêutico no desenvolvimento de atividades em consonância à nova vida sem a pessoa que morreu. A autora destaca três níveis de intervenção ao indivíduo enlutado. A intervenção primária pressupõe o trabalho com todos os indivíduos enlutados, avaliando suas condições, recursos e possibilidades de resiliência. A intervenção secundária pressupõe cuidados aos indivíduos enlutados que apresentam fatores de risco, e, finalmente, na intervenção terciária, o foco são os indivíduos enlutados que apresentam reações de luto complicado.

O diagnóstico de uma doença onco-hematológica pode ser representado como um ataque à integridade física, psíquica e social. O atendimento psicológico a pacientes oncológicos e seus familiares pressupõe entrar em contato com a experiência de luto que o indivíduo vem vivendo, ao longo do curso da doença, pelas mudanças, restrições e limitações que enfrenta[7]. Podemos considerar que o enlutamento tem início a partir da comunicação do diagnóstico. Faz-se então necessário o acompanhamento e atuação do psico-

-oncologista em todo o percurso do adoecimento: desde o diagnóstico, até a finalização do tratamento e ainda podendo estender até o momento pós-tratamento. A ampliação do trabalho desenvolvido pelo psico-oncologista na atuação específica com o luto evidencia a necessidade de capacitação que garanta intervenções tecnicamente fundamentadas e atualizadas. A formação em Psicologia precisa contemplar conhecimentos que oportunizem a atuação em contextos diferenciados de intervenção, como o luto.

CONSIDERAÇÕES FINAIS

A perda de uma pessoa significativa implica uma readaptação para continuar a viver sem aquele que faleceu. Esse processo influencia na capacidade de socialização, na autoimagem, na forma de viver emoções e afetos, bem como no estabelecimento de vínculos futuros. No processo de elaboração do luto, um dos aspectos mais importantes é a possibilidade de o indivíduo expressar seus sentimentos. Um dos principais papéis do psicólogo nesse contexto deve ser o de proporcionar um espaço seguro para essa expressão.

É inegável que, diante da morte de um ente querido ou alguma perda de outra ordem significativa, somos levados a repensar a vida, nossos afetos e nossos valores. O processo de luto pode gerar uma reflexão profunda por parte do enlutado, representando um momento de imersão no mundo psíquico.

O recolhimento a que nos submetemos quando estamos enlutados é um movimento essencial para a reorganização dos sentimentos que se confundem diante de uma perda significativa. É necessário um tempo para organizar dentro de si um espaço para a dor, como também outros espaços para ressignificar a perda[13].

A morte de um ente querido e a ideia da ausência perene, o "*para sempre*", pode ser de uma natureza muito profunda, e essa experiência de perda não cabe, muitas vezes, na nossa condição racional e consciente de lidar com o acontecimento que faz parte da vida. É uma dimensão da experiência em que é difícil que a palavra chegue, falta nomeação, muitas vezes, para essa dor e para essa vivência. A dificuldade de representar sua dor e sua emoção faz de sua experiência única e solitária. Porém, há uma necessidade de resignificar a relação com o que se perdeu; e a escrita, a arte, a religião e a psicoterapia podem representar uma possibilidade de reconstrução. Essa capacidade de repensar a vida com um cunho de recomeço pode proporcionar a reconstrução de valores e a descoberta de potenciais ainda desconhecidos[12].

Travessia

Quando você foi embora, fez-se noite em meu viver
Forte eu sou, mas não tem jeito, hoje eu tenho que chorar
Minha casa não é minha, e nem é meu este lugar
Estou só e não resisto, muito tenho prá falar
Solto a voz nas estradas, já não quero parar
Meu caminho é de pedras, como posso sonhar
Sonho feito de brisa, vento vem terminar
Vou fechar o meu canto, vou querer me matar
Vou seguindo pela vida me esquecendo de você
Eu não quero mais a morte, tenho muito que viver
Vou querer amar de novo e se não der não vou sofrer
Já não sonho, hoje faço com meu braço o meu viver.

Milton Nascimento

REFERÊNCIAS

1. Montero R. A Ridícula Idéia de Nunca Mais Te Ver. São Paulo: Todavia, 2019.
2. Kovács MJ. Aproximação da morte. In Carvalho VA, Franco MHP, Kovács MJ, et al. Temas em Psico-oncologia. São Paulo: Summus, 2008, pp.388-97.
3. Franco MHP. Por que estudar o luto na atualidade? In Franco MHP (org.). Formação e Rompimento de Vínculos: O Dilema das Perdas na Atualidade. São Paulo: Summus, 2010, pp.17-42.
4. Freud S. Luto e melancolia. In Freud S. Obras Completas. Rio de Janeiro: Imago, 2006 (original publicado em 1917).
5. Bowlby J. Formação e Rompimento dos Laços Afetivos. São Paulo: Martins Fontes, 2006.
6. Parkes CM. Luto. Estudos Sobre a Perda na Vida Adulta. São Paulo: Summus, 1998.
7. Franco MHP. Trabalho com pessoas enlutadas. In Carvalho VA, Franco MHP, Kovács MJ, et al. Temas em Psico-oncologia. São Paulo: Summus, 2008, pp.398-402.
8. Stroebe MS, et al. Handbook of Bereavement Research and Practice Advances in Theory and Intervention. Washington: American Psychological Association, 2008.

9. Liberato RP, Carvalho VA. Psicoterapia. In Carvalho VA, Franco MHP, Kovács MJ, et al. Temas em Psico-oncologia. São Paulo: Summus, 2008, pp. 341-350.
10. Franco MHP. Estudos Avançados Sobre o Luto. Campinas: Livro Pleno, 2002.
11. Prigerson HG, Horowitz MJ, Jacobs SC, Parkes CM, Aslan M, et al. Prolonged Grief Disorder: Psychometric Validation of Criteria Proposed for DSM-V and ICD-11. PLoS Med, 2009;6(8). Disponível em [http://www.plosmedicine.org/article/info%3Adoi%2F10.1371%2Fjournal.pmed.1000121].
12. Franco MHP. Luto como experiência vital. In Santos FS (org.). Cuidados Paliativos; Discutindo a Vida, a Morte e o Morrer. São Paulo: Atheneu, 2009, pp. 245-255.
13. Genezini D, Castro L, Rossi SG. Família, adoecimento e luto. In Veit MT (org.). Transdisciplinaridade em Oncologia: Caminhos para um Atendimento Integrado. São Paulo: Abrale - Associação Brasileira de Linfoma e Leucemia, 2009, pp. 196-207.

6

PSICOLOGIA E O TRANSPLANTE DE MEDULA ÓSSEA (TMO)

Caio Henrique Vianna Baptista

"Tem dias que a gente se sente
Como quem partiu ou morreu
A gente estancou de repente
Ou foi o mundo então que cresceu
A gente quer ter voz ativa
No nosso destino mandar
Mas eis que chega a roda-viva
E carrega o destino pra lá

Roda mundo, roda-gigante
Rodamoinho, roda pião
O tempo rodou num instante
Nas voltas do meu coração..."

Chico Buarque de Hollanda

UM POUQUINHO SOBRE O TRANSPLANTE DE MEDULA ÓSSEA E SUAS COMPLEXIDADES...

O transplante de medula óssea (TMO) ou o transplante de células-tronco hematopoiéticas (TCTH) são os nomes utilizados para designar o tratamento que é recomendado a uma gama de pacientes com doenças onco-hematológicas, algumas doenças oncológicas e, em alguns casos, algumas doenças autoimunes. O TMO aparece como uma proposta de tratamento que é ofertada, em muitos casos, para pacientes que têm uma recidiva da doença ou que, após o tratamento, apresentaram doença residual mínima, necessitando, dessa forma, do TMO como uma proposta possível e que tem o intuito de possibilitar o controle da doença ou, até mesmo, a cura.

O TMO é considerado por muitos, um tipo de tratamento longo e doloroso que pode trazer uma série de implicações psicológicas, sociais e, principalmente, físicas ao paciente. Trata-se de um tratamento que conta com altas doses de quimioterapia (e, em alguns casos, com sessões de radioterapia) com o intuito de promover o chamado "condicionamento" da medula óssea do paciente. O condicionamento é uma fase que traz consigo a proposta de viabilizar a inserção de uma nova medula. Essa inserção, por sua vez, é chamada de infusão da medula óssea que deve ocorrer no chamado D0 (dia zero)[1].

Após o D0, é realizada uma contagem até o dia tão esperado por pacientes, familiares e equipe, o dia da "Pega da Medula". Esse dia costuma ser comemorado junto com o paciente e sua família, pois ele passa a mostrar que a medula transplantada começou a reagir no paciente.

Após a Pega da Medula, uma outra fase se inicia, o Pós-TMO. Essa fase pode ser dividida didaticamente em Pós-TMO Imediato que consiste nos momentos logo após a Pega até a alta hospitalar e o Pós-TMO Tardio, que diz respeito a todos os outros dias que seguirão.

Vale destacar que existem dois tipos de transplante: o Autólogo, em que o paciente recebe sua própria medula após o tratamento da mesma e o transplante Alogênico que, por sua vez, se trata de uma modalidade de transplante em que o paciente receberá a medula de um doador. No transplante Alogênico, o paciente pode contar com um doador aparentado (um familiar, comumente um irmão) ou não aparentado (medula proveniente de um banco de medula). Essa decisão de quem deverá ser o doador está sujeita a um exame de compatibilidade que deverá ocorrer na fase Pré-TMO que, por sua vez, é uma fase de extrema importância e que conta com diversas etapas e avaliações de todos os componentes da equipe multidisciplinar[1].

O TMO Alogênico costuma contar com algumas questões especiais, que podem fazer com que o paciente vivencie um "sofrimento extra" durante todo o processo, dentre eles – principalmente do ponto de vista psicológico – podemos destacar a possibilidade de DECH (doença do enxerto contra o hospedeiro), que diz respeito a uma reação da medula em alguma parte específica do corpo, trazendo uma série de sintomas de difícil controle e a relação que o paciente pode ter estabelecido com o seu doador e com seus familiares. Pouco se explora na literatura, mas uma relação com o doador aparentado permeada por conflitos pode gerar estresse e sofrimento nesses pacientes e, consequentemente, nos familiares[2].

Outro ponto importante é que o TMO tem como uma das principais características, internações prolongadas. Até a chamada "pega da medula" (quando a medula do paciente se "instala" devidamente em seu corpo), o paciente pode passar por diversos momentos de incerteza, desesperança e sofrimentos emocionais de diversas ordens, principalmente por vivenciar sintomas e reações de difícil controle e por conta, da supracitada, longa internação[1].

Obviamente que cada caso merece uma discussão específica, pois a hematologia é uma área extremamente vasta – e em franca expansão – em que o psicólogo, para realizar um trabalho adequado, precisará participar ativamente de discussões de caso, visitas multidisciplinares e obter conhecimento sobre o tema por meio de leituras, participação em congressos e reuniões científicas.

Diante do exposto, é importante ressaltar que o TMO é um tratamento complexo que exige do paciente e da família uma série de recursos, dentre eles: emocionais, sociais, financeiros e outros.

O PSICÓLOGO NAS ETAPAS DO TRANSPLANTE

O Pré-TMO

O Pré-TMO é uma das fases mais importantes de todo o processo do TMO. É nesse momento que paciente e familiares terão a oportunidade de entrar em contato com todas as informações sobre o tratamento. Para isso, cada centro transplantador deverá formar a sua linha de cuidado/processo do Pré-TMO, contudo, é indicado que esse processo conte com a participação de "profissionais-chave", como, por exemplo, médica(o), equipe do banco de sangue, enfermeira(o), nutricionista, farmacêutica(o), fisioterapeuta e psicóloga(o).

É importante pensar que essa é uma fase em que o paciente e a família poderão entrar em contato com a sensação do "rediagnóstico". Saber que um transplante é necessário, nem sempre é compreendido como algo positivo por parte do paciente e da família. Muitos pacientes costumam relatar a ideia de morte iminente *versus* a possibilidade de cura. Essa ambivalência costuma ser comum e geradora de estresse e angústia[2].

Outros pacientes ainda trazem a ideia de morte, estigmas sobre a doença e se sentem impactados emocionalmente, como no momento em que receberam a notícia do câncer. O TMO pode ser fonte de muita angústia e medo, fazendo com que a compreensão seja prejudicada pelo medo excessivo que o paciente candidato ao TMO pode apresentar[3].

Diante disso, a função do psicólogo reside em avaliar o paciente, sua rede de apoio e, por vezes, o doador com o intuito de verificar as demandas existentes para o devido encaminhamento e acompanhamento durante o processo do TMO, no caso, a fase da internação (o intra-TMO).

Como citado anteriormente, cada centro deve ter sua dinâmica e organização, contudo, é possível observar que a excelência no atendimento prestado conta com uma equipe multidisciplinar completa e o psicólogo surge como peça fundamental que deve confeccionar um relatório no qual possa ser ressaltada a aptidão/não aptidão do paciente para a realização do transplante.

Na avaliação do paciente, é importante que o profissional de psicologia observe alguns pontos, como, por exemplo[3]:

- **Compreensão das informações**: parte fundamental do Pré-TMO e da avaliação feita pelo profissional de psicologia é a verificação da compreensão das etapas e detalhes do tratamento por parte do paciente e da família. O psicólogo também tem a função de auxiliar no entendimento, a fim de promover a educação do paciente caso algumas das etapas citadas por ele não tenha sido contemplada de maneira adequada, nesses casos, também é importante que o psicólogo possa acionar outros profissionais para que dúvidas sejam sanadas. Outro ponto que se faz válido ressaltar é que, por vezes, os pacientes podem demonstrar dificuldades de compreensão pelo fato de a equipe se utilizar de linguagem excessivamente técnica ou, até mesmo, por ter fatores emocionais e/ou cognitivos que podem prejudicar na compreensão. A angústia e o estresse durante as entrevistas Pré-TMO podem prejudicar a compreensão dos pacientes e familiares.

- **Reações emocionais e recursos de enfrentamento utilizados quando da descoberta do diagnóstico**: esse ponto se faz de extrema importância, tendo em vista que muitos pacientes já teriam vivenciado o diagnóstico e são encaminhados para a realização do TMO como uma proposta de cura. Observar a forma de enfrentamento do processo anterior ao TMO pode dizer muito sobre a forma como o paciente enfrentará o TMO em si.
- **Presença de psicopatologias**: vale destacar que um paciente que possui alguma psicopatologia descompensada ou não, ou que não conta com acompanhamento psicológico e psiquiátrico específico, pode vivenciar o TMO de maneira muito mais complicada e pode ter sérias implicações no que diz respeito à adesão ao tratamento durante todo o processo. Nesse sentido, é importante que a decisão pelo transplante seja conjunta e que o paciente também conte com rede de suporte efetiva. Uma psicopatologia descompensada e sem o devido suporte pode comprometer todo o TMO e ser ponto importante para um possível insucesso do mesmo. Na vigência de uma psicopatologia sem o devido tratamento, o pedido de interconsulta psiquiátrica é essencial.
- **Suporte social e familiar**: para a avaliação desse suporte, é válido pensar em avaliações em separado, ou seja, verificar a visão que o paciente tem do suporte familiar e social que vai receber, bem como uma avaliação do familiar que poderá ser o acompanhante durante o TMO. No caso de crianças na fase do Pré-TMO, o suporte aos pais/tutores é importante para que a criança consiga desenvolver o vínculo de confiança com a equipe. Já para o suporte de adolescentes, adultos e idosos, os familiares tendem a auxiliar de outras maneiras, não precisando responder diretamente pelo paciente ou tomando decisões por ele, como no caso de crianças. Aqui vale destacar que o familiar necessita de acompanhamento em todas as outras etapas do TMO, sendo a avaliação Pré-TMO o momento da identificação de possíveis demandas para seguimento.
- **Avaliação do doador**: essa avaliação também se mostra de suma importância no momento do Pré-TMO, pois ela pode ser decisiva para o adiamento ou viabilização do TMO. A avaliação do doador consiste na verificação dos aspectos emocionais, da compreensão dos procedimentos aos quais o doador será submetido,

da relação constituída com o paciente e, principalmente, no desejo que o doador tem de realizar o TMO. Muitos centros ainda contam como um personagem extra no transplante, que tem o intuito de avaliar as condições do doador de realizar o TMO. Em cada lugar, esse profissional pode ter uma nomenclatura distinta (apoiador, facilitador, avaliador do doador), mas sua função é apoiar o doador em sua decisão e verificar se ele não está sendo coagido a doar ou pressionado de forma que sua decisão não esteja sendo devidamente respeitada. Para o doador, é recomendado que seja submetido às duas avaliações (do psicólogo e do apoiador/facilitador/avaliador do doador).

Vale lembrar, como postulado por Aquino (2020)[4], que a observação das singularidades dos pacientes e seus familiares, bem como de seus históricos e a integração da equipe multidisciplinar são essenciais. O processo do Pré-TMO, quando realizado de maneira adequada, tem a tendência de prevenir repercussões psicológicas potencialmente negativas e pode propiciar maior implicação e adesão aos tratamentos e medidas propostas durante todo o TMO e Pós-TMO.

O "Intra"-TMO

Podemos pensar que o Intra-TMO é a fase em que o paciente se depara com todas as possibilidades aventadas no Pré-TMO. Alguns pacientes, a depender do tipo de transplante, pode ter uma experiência mais ou menos traumática dos pontos de vista psíquico e físico.

Vale lembrar que, atualmente, alguns centros transplantadores podem realizar o TMO no ambiente do ambulatório e o monitoramento do paciente em casa, contudo, a maioria dos transplantes ainda tem sido realizada no contexto hospitalar.

Diante disso, o psicólogo deverá lançar mão de conhecimentos específicos das áreas da Psicologia Hospitalar e da Psico-Oncologia para que o tratamento adequado do paciente e de seus familiares possa ocorrer. É importante ressaltar que, no que diz respeito à prática no hospital, o psicólogo deve ter como um dos princípios norteadores do seu trabalho o atendimento ao paciente a fim de amenizar o sofrimento psíquico decorrente da quebra da rotina e da vivência de internação[5].

O objetivo da psicologia no ambiente hospitalar reside no ato de auxiliar o paciente na travessia pelo processo de internação e adoecimento[5]. Esse processo não é considerado fácil, pois o sujeito deverá realizar um intenso trabalho psíquico no intuito de introjetar a ideia de que seu corpo não detém a onipotência que sempre lhe foi concedida pelo fato de gozar de boa saúde. Tornar-se "paciente" traz a ideia e necessidade de revisão da vida, das possibilidades e limitações do corpo e, consequentemente, o acesso a ideias relacionadas à morte e ao morrer que, por sua vez, são potencialmente estressoras e angustiantes.

Apesar de a Unidade de TMO ter suas particularidades, como o isolamento, quartos com pressão negativa e a necessidade da devida paramentação com o intuito de minimizar o risco de transmissão de infecções; ainda assim, não deixa de ser um ambiente com todas as características hospitalares e despersonalizadoras próprias desse contexto.

Por conta disso, além do conhecimento em Psicologia Hospitalar, o trabalho com o olhar voltado às práticas em Psico-Oncologia se faz crucial. A avaliação do paciente e da família diante das modificações físicas causadas pelo tratamento (queda de cabelo, mucosite, fadiga, emagrecimento, dentre outras), dos pensamentos acerca da doença onco-hematológica (e todas as fantasias presentes e construídas culturalmente nesse sentido) e das questões relacionadas ao medo da morte iminente deve ser ponto de atenção durante toda a estada do paciente e de seus familiares/cuidadores no TMO.

No contexto da internação e durante todo o transplante, paciente e familiares vivenciam ambivalências importantes que necessitam de escuta qualificada e de intervenções a fim de promover melhores recursos de enfrentamento. O TMO pode apresentar "caminhos tortuosos", ou seja, ser permeado por múltiplas intercorrências que exigirão do paciente e de seus familiares, resiliência e criatividade para que um enfrentamento efetivo seja acessado e utilizado.

Também é importante ressaltar que o momento que antecede a "Pega da Medula" pode ser potencialmente angustiante e gerador de sintomas de ansiedade. O acompanhamento psicológico se torna especialmente necessário a fim de amenizar os sintomas de ansiedade, bem como promover a psicoeducação e a preparação para o Pós-TMO.

O Pós-TMO

Podemos pensar o Pós-TMO em dois momentos distintos: O Pós-TMO Imediato e o Pós-TMO Tardio. A diferenciação desses dois momentos se torna importante, pois esses poderão contar com perspectivas diferenciadas no que diz respeito às demandas emocionais e aos manejos possíveis.

O paciente no Pós-TMO Imediato pode trazer consigo uma série de inseguranças no que diz respeito à relação estabelecida com o próprio corpo e ao retorno para casa. O medo de contrair uma infecção, para muitos, é grande e costuma demandar emocionalmente dos pacientes e de seus familiares. O Pós-TMO Imediato pode ocorrer ainda na internação após a Pega da Medula e o seu consequente processo de estabilização. A alta hospitalar passa a ser esperada, mas, também, fruto de medos e receios de ter de enfrentar a vida novamente[6].

Diante de tal fato, vale pensar no acompanhamento psicológico com o intuito de auxiliar no manejo do medo e dos sintomas de ansiedade e estresse que poderão surgir nessa etapa. A confiança no próprio corpo logo após o TMO não é algo fácil de ser alcançado pelo paciente e, tal fato, dependerá de sua condição atual e do tempo que este levará para se recuperar.

Já na transição entre o Pós-TMO Imediato ao Pós-TMO Tardio ou, até mesmo, no Pós-TMO Tardio em si, o paciente que realizou o transplante alogênico ainda poderá se deparar com a DECH (doença do enxerto contra o hospedeiro). A DECH pode atingir diversos órgãos, como a pele, o fígado, o trato gastrointestinal, dentre outros. Ela pode trazer ao paciente um ônus físico e psíquico importante, em que muitos pacientes chegam a questionar o quanto teria "valido a pena" ter realizado o TMO ou não.

A DECH também pode trazer um risco de vida importante ao paciente, fazendo com que ele e seus familiares possam "reacessar" a possibilidade de morte. Muitos pacientes ainda podem recorrer a novas internações (em muitos casos, mais prolongadas do que aquela para a realização do TMO), necessitando do suporte psicológico para que consigam aderir novamente ao novo tratamento, dessa vez, para controle da DECH.

Diante de tantas complexidades observadas em todas as etapas do TMO, vale destacar algumas questões que poderão ser observadas no Pós-TMO Tardio.

Além da DECH que pode ocorrer nesse momento quanto no Pós-TMO Imediato, o paciente que passa pelo TMO, ao alcançar o Pós-TMO Tardio, passa a ter de lidar com o retorno à sua vida social e laboral, bem como para os papéis sociais antes desempenhados. Contudo, muitos pacientes podem apresentar dificuldades em se apropriarem de seus afazeres e de seus papéis dentro do círculo familiar e social.

Alguns pacientes podem desenvolver o chamado TEPT (transtorno do estresse pós-traumático), bem como quadros de depressão e ansiedade. A cura ou o controle de uma doença após o TMO nem sempre é bem recebida pelo paciente e pelos familiares, necessitando de um suporte psicológico contínuo em ambulatório mesmo depois de algum tempo da execução do TMO a fim de propiciar melhor qualidade de vida e promoção da reabilitação psicossocial.

Logo, o trabalho do psicólogo no Pós-TMO deve levar em consideração o momento em que o paciente se encontra desse processo, bem como toda a revisão dos sentimentos acerca do próprio TMO e perspectivas de futuro, com o intuito de promover a ressignificação desse evento de vida tão importante e marcante para o paciente e família[6].

PENSANDO A ATUAÇÃO COM FAMILIARES NO TMO

A família do paciente também demonstra a necessidade de suporte psicológico durante todas as etapas do processo do TMO.

Na fase inicial – em especial no momento do Pré-TMO – é possível identificar a forma como a dinâmica familiar se dá na história do paciente após a avaliação realizada com o mesmo, no entanto, é necessário que uma avaliação com os familiares também seja realizada e, se possível, uma avaliação do familiar que poderá ser o acompanhante durante o processo Intra-TMO. Essa avaliação tem o intuito de observar os recursos de enfrentamento vigentes e a qualidade do vínculo entre o familiar e o paciente.

Muitos familiares podem se sentir apreensivos e receosos diante do TMO, pois, assim como os pacientes, os familiares também podem apresentar sintomas de depressão, ansiedade, medo e estresse, por exemplo.

Outro ponto importante de ser observado, é que muitos familiares também citam a angústia relacionada à sensação de impotência diante do TMO do paciente[2].

Relações potencialmente conflituosas também podem estar presentes no cenário do TMO e, por vezes, podem ser difíceis de serem identificadas no contexto do Pré-TMO, sendo reveladas mais tarde nas fases Intra ou, até mesmo, no Pós-TMO.

Familiares com grande sobrecarga emocional ou de afazeres para com os cuidados do paciente podem se mostrar mais agressivos, ansiosos ou hostis. Afinal, vivenciar as dores de uma pessoa com a qual um vínculo afetivo foi constituído não é tarefa fácil e pode, por sua vez, requerer acompanhamento psicológico individualizado.

Diante disso, se faz pertinente propiciar um espaço de escuta e acolhimento de familiares durante todas as etapas do TMO, pois o sofrimento emocional não se restringe apenas ao paciente.

O doador também pode ser um foco da atuação do psicólogo. Muitos doadores podem formar relações pouco funcionais com os pacientes pelo fato de terem sido escolhidos como doadores. Muitos relatam o peso da responsabilidade que sentem por serem doadores e as expectativas que nutrem para que suas medulas possam ajudar o paciente a se recuperar. Tais expectativas, pressões de cunho familiar e outras reações emocionais são comuns e necessitam de suporte especializado por parte do profissional de psicologia do TMO[2].

CONSIDERAÇÕES FINAIS

O TMO é um procedimento repleto de complexidades que exige do psicólogo um conhecimento "extra" e disponibilidade emocional e de tempo para compor essa equipe. O trabalho que é desenvolvido por esse profissional se dá desde o momento em que se depara com o paciente e com a família no Pré-TMO, buscando fornecer informações e o acolhimento das demandas de forma a priorizar a preparação para tudo o que será vivido nas etapas Intra e Pós-TMO.

É importante destacar que o Pré-TMO bem executado tem a tendência de amenizar o sofrimento psíquico experimentado nas outras etapas do TMO, pois, dessa forma, uma possível preparação psicológica das etapas seguintes terá sido devidamente iniciada.

Ao psicólogo, cabe a avaliação e seguimento dos pacientes e suas famílias, bem como o contínuo alinhamento de condutas e discurso junto à equipe de saúde. O trabalho deve ser cuidadoso e primar pela atualização contínua nas áreas da psicologia hospitalar e da psico-oncologia, a fim de promover reflexões e melhorias no trabalho prestado ao paciente e seus familiares/cuidadores e doadores aparentados quando assim couber.

REFERÊNCIAS

1. Teodoro JL. O que o Psicólogo precisa saber sobre o TCTH? O que é esse "tal" TCTH? In: Baptista CHV (org.). Psicologia e Psico-Oncologia em Transplante de Medula Óssea. São Paulo: Maker Mídia, 2020.
2. Oliveira EA, Santos MA, Mastropietro AP, Voltarelli JC. Repercussões psicológicas do transplante de medula óssea no doador relacionado. Rev. Psicologia, Ciência e Profissão, 2007; 27(3):430-445.
3. Campos EMP, Bach C, Alvares M. Estados emocionais do paciente candidato ao transplante de medula óssea. Rev. Psicologia: Teoria e Prática. 2003; 5(2):23-36.
4. Aquino MI. Avaliação psicológica pré-transplante de células-tronco hematopoiéticas. In: Baptista CHV (org). Psicologia e Psico-Oncologia em Transplante de Medula Óssea. São Paulo: Maker Mídia, 2020.
5. Simonetti A. Manual de Psicologia Hospitalar: O Mapa da Doença. São Paulo: Casa do Psicólogo, 2011.
6. Oliveira-Cardoso EA, Mastropietro AP, Voltarelli JC, Santos MA. Qualidade de vida de sobreviventes do transplante de medula óssea (TMO). Rev. Psicologia, Teoria e Pesquisa, 2009; 25(4):621-628.

7

A REABILITAÇÃO PSICOSSOCIAL DO PACIENTE ONCO-HEMATOLÓGICO: NOVAS FRONTEIRAS NO CAMINHAR

Agnes Ayumi Sewo Mori

A começar pelo título deste capítulo, quando se pensa em reabilitação psicossocial do paciente, é imprescindível que a reflexão aconteça no sentido de olhar a história pregressa do sujeito e compreender tudo que envolve sua vida no momento anterior e também todo o enquadre que se dá no momento posterior à ciência de seu diagnóstico oncológico.

A equipe multiprofissional acaba por conhecer o paciente em uma determinada fase da vida em que ele se vê diante de um cenário totalmente desconhecido, ou não, a depender do histórico oncológico na família e suas respectivas experiências associadas.

É interessante pensar a respeito do momento inicial ao diagnóstico, quando o paciente está em um período de pesquisa e busca por assistência para realização de seus exames e consultas; visto que essa fase é fortemente influenciada por fatores de cunho econômico, cultural e psicossocial. Segundo a literatura, os países em desenvolvimento têm apresentado dificuldades institucionais, as quais influenciam o fluxo e o acesso do paciente ao sistema básico de saúde[1].

O paciente é então inserido em um contexto fundamental na adaptação ao momento e realocado em um mundo novo de consultas, exames regulares, procedimentos, protocolos de tratamento, internações e reinternações, mudanças na rotina, que, em sua totalidade, trazem como consequência impactos psicológicos significativos.

Em meio a essas situações descritas anteriormente, o sujeito pode sofrer alterações em seus papéis sociais, funções exercidas anteriormente ao contexto do câncer. Sendo assim, a equipe de saúde tem por um de seus objetivos auxiliar o sujeito a se reinserir do ponto de vista psicossocial e galgar um novo espaço na sociedade enquanto um ser autônomo, livre, ativo e capaz dentro de suas próprias condições.

O câncer em suas especificidades, a depender do tipo, do estadiamento, do órgão afetado, do gênero e da idade do paciente, é uma doença que necessita de tratamentos, como quimioterapia, imunoterapia, radioterapia e abordagem cirúrgica, que podem apresentar inúmeros efeitos colaterais, responsáveis também pelo impacto psicológico e demandas emocionais dos pacientes. Questões associadas com mudanças em sua imagem corporal, autoestima, dependência, afastamento de suas atividades sociais e funções laborais podem culminar em sintomas psicológicos[2].

A doença em si provoca no indivíduo algo no campo da reflexão em torno de seu passado, suas demandas, sua história de vida, a morte e o morrer, visto então que o câncer é uma porta que se abre para novos pensamentos em direção ao seu futuro, projetos e novas trajetórias nesse novo percurso que se inicia[3].

Quando de sua ciência, o paciente ao ser informado sobre a confirmação do câncer, surgem sentimentos inerentes de modo inconsciente ou consciente sobre a finitude/morte. Associado a esse sentimento, o indivíduo pode sentir-se fragilizado e vulnerável diante dessa situação, por sentir não ter mais o controle sobre sua vida[4].

Como a maioria dos processos de adoecimento por uma doença crônica, como é o caso do câncer, acarreta um sofrimento intenso ao paciente e toda a dinâmica familiar. Alguns pontos importantes a serem pensados neste capítulo como o "buraco no chão" que os pacientes relatam quando questionados como se sentiram quando tiveram ciência do diagnóstico.

É esse "buraco no chão" que gera sentimentos como medo, planos traçados que agora sofrem uma pausa, ansiedade diante de um futuro desconhecido, culpa, angústia, raiva, entre outros. Diante do diagnóstico oncológico diversas mudanças ocorrem em seus projetos de vida, sendo então instaurados sentimentos de incertezas e inseguranças, gerando desse modo um sofrimento psicossocial importante ao paciente[5].

Estudos afirmam sobre a importância do olhar às necessidades do paciente, dos aspectos durante e após o tratamento, sejam eles físicos, emocionais, espirituais, e do cuidar com a promoção de espaços de reabilitação física e psicossocial. Compreender acima de tudo como tem sido esse processo para o paciente, perdas e lutos simbólicos em sua vida, medo da recidiva, visando a sua saúde integral, bem-estar e qualidade de vida[6].

Pensando-se na atuação da Psicologia em âmbito oncológico, seu início se deu a partir da década de 1970, tendo em vistas o panorama em que o paciente estava inserido e o impacto psicológico relacionado a esse momento. Tal ciência foi possível de ser incluída como suporte ao paciente por meio do trabalho em relação a preconceito, estigmas e tabus concernentes ao câncer[7].

> O estigma e os mitos que envolviam o câncer puderam ser substituídos por conhecimento e instrumentos de enfrentamento, tais como os tratamentos, grupos de autoajuda, suporte psicossocial etc. A partir desses fatos foi possível explorar e estudar respostas e comportamentos psicológicos associados ao câncer[8].

A Psico-Oncologia define-se como uma área de conhecimento na Psicologia da Sáude, conceituada como uma especialidade a qual se coloca a conhecer a fundo dimensões psicológicas de um tripé fundamental: o paciente, sua família e os profissionais de saúde que o acompanham durante sua jornada[7].

Essa especialidade tem por objetivo cuidar do paciente oncológico e oferecer uma melhor qualidade de vida ao paciente com câncer, por meio de uma abordagem psicossocial, da introdução da definição de cuidados paliativos e do reconhecimento do aspecto religioso[7].

Uma das atribuições da Psico-Oncologia é promover saúde emocional aos cuidadores, sejam eles formais e/ou informais do paciente. Os cuidadores apresentam intenso sofrimento e sentimentos, como culpa, raiva, irritabilidade, frustração e impotência, podendo evoluir para transtornos psiquiátricos graves. Sendo então necessário um olhar especial a suas necessidades e demandas[9].

O psico-oncologista, por sua vez, tem como papel oferecer suporte emocional ao paciente e a sua família, realizando orientaçoes, visando ao fortalecimento dos recursos do paciente e família, para melhor enfrentamento do tratamento oncológico, desde o pré-diagnóstico até o pós-tratamento, recidiva, progressão da doença, cuidados paliativos, aconselhamento genético e atendimento pós-óbito para os familiares[10].

A adaptação ao câncer é o processo de aprendizado, o modo como o paciente realiza o manejo ao se deparar com tamanhas transformações que o adoecimento traz em sua vida, bem como o respectivo tratamento e efeitos pertinentes. Segundo o autor, o nível de ajustamento do sujeito dependerá de fatores como as experiências e interpretações que a pessoa faz de sua história de vida, recursos de enfrentamento e rede psicossocial recebida. Além desses fatores primordiais, existem outros conceitos associados como as condições orgânicas do paciente e a concepção que o paciente tem do significado/sentido da vida[11].

Quando se fala em mudanças na vida do paciente oncológico, é considerável pensar no impacto em seu condicionamento físico, aspectos psicológicos, sociais e espirituais, entre outros. Nesse sentido, as pesquisas têm-se debruçado sobre o olhar às dimensões psicossociais relacionadas ao processo de adaptação ao câncer, ou seja, quais fatores podem dificultar ou facilitar essa vivência de ajustamento[12].

Pensando sobre o suporte psicossocial, há que se basear em todo o panorama global que envolve o paciente: a assistência aos familiares, interligando aspectos como fases de desenvolvimento do indivíduo, questões socioeconômicas e culturais daquele núcleo familiar, seu modo de enfrentamento perante as situações adversas, como se dá a comunicação e sua respectiva consonância entre os membros familiares, biografia do paciente e da família, entre outros. Realizar uma análise mais aprofundada desses fatores em conjunto, pode auxiliar o trabalho do psicólogo e favorecer sua atuação no apoio psicossocial ao paciente e a seus familiares[12].

Não se pode desconsiderar a árvore genealógica do paciente e compreender como se dá o ciclo de vida familiar deste. Cada pessoa da família vivenciará de modo subjetivo, a partir de suas experiências e das relações construídas com outros. Fatores como o grau de parentesco e proximidade com o paciente, contexto social e traços de sua personalidade estão associados à compreensão do diagnóstico de câncer e seus desdobramentos[13].

No caso do cuidador familiar, este atua com grande influência na qualidade de vida do paciente tendo em vista a relação de proximidade entre eles e na importância do suporte desse membro durante as fases do tratamento oncológico. O familiar estará presente desde o momento inicial pré-diagnóstico até o desfecho do caso, passando por vivências diárias, trocas afetivas e subjetivas com o paciente[14].

Sobre a importância da psicoterapia em grupo é importante salientar como excelente rede de apoio social no auxílio ao manejo das fases do tratamento. O processo grupal acontece na medida em que oferta um espaço de escuta, acolhimento e compartilhamento de sentimentos e emoções. Além disso, o grupo fornece informações relevantes ao promover a psicoeducação sobre o câncer e suas especificidades, a depender do tipo e sua evolução. Tais questões associadas agem como uma rede protetiva no desenvolvimento do enfrentamento diante do cenário oncológico[15].

Na partilha de suas vivências, o paciente consegue visualizar novas percepções sobre sua vida, tomar as rédeas novamente, como um local de possibilidades em que estrutura uma posição ativa e autônoma para com suas trajetórias. Tal situação estimula o empoderamento, influencia a potência de cada participante do grupo, contribuindo, dessa forma, para uma retomada gradual do bem-estar físico, emocional, social e espiritual[15].

É na construção das relações dos sujeitos com as coisas, com o tempo e com seu próprio corpo que ele se desenvolverá. A partir de sua visão sobre o mundo, o homem exerce suas escolhas, baseado por um desejo de ser e é desse ponto de vista que ele se movimenta e estabelece suas relações no mundo[16].

> A ação humana está canalizada para o futuro, para aquilo que o sujeito ainda não é, pois "[...] o homem, antes de mais nada, é o que se lança para um futuro, e o que é consciente de se projetar no futuro. O homem é, antes de mais nada, um projeto que se vive subjetivamente [...]"[16]

A experiência do paciente de se sentir no mundo, como um indivíduo com o diagnóstico oncológico, é vivida pelo mesmo como uma vivência aniquiladora, algo que impacta sua originalidade e, de certo modo, desestrutura seu projeto existencial de um novo contexto a ser enfrentado. A doença surge como algo que nao olha para as necessidades e escolhas do indivíduo e que acontece independente de seu desejo[17].

Ainda conforme esse autor, essa nova forma de ser no mundo pode suscitar ao paciente, uma reformulação do significado que a pessoa deu à sua forma de existir. Para uma melhor adaptação diante desse momento de sua vida e permanência, faz-se necessário que o indivíduo apreenda sua nova condição de ser paciente oncológico, dentre suas outras funções/papéis sociais, e que reveja seus projetos de vida a partir dessa nova experiência de ser. "*O projeto existencial é vivenciado sempre em suspensão*", pois uma das sensações mais imponentes causadas por uma doença crônica é a incerteza e a angústia diante do futuro que antes fora projetado e que agora encontra-se em estado de "suspensão temporária"[17].

UM ENCONTRO AO NOVO CAMINHO

O paciente e sua família se deparam diante de uma situação nova e desafiadora em suas vidas. Mudanças inúmeras acontecem e o paciente é retirado de sua condição anterior ao diagnóstico oncológico para um contexto de consultas, medos, exames, raiva, angústia, intercorrências, dor, internações, entre outros. O intuito deste capítulo é então olhar para essa nova fase da vida do paciente e de seus familiares, quando este está em processo de tratamento, apresentando-se em condições para retomar muitas de suas atividades anteriores ao adoecimento.

"Retornar" às suas vidas anteriores talvez não seja o termo mais cabível nessa situação, pois muitas falas que a equipe multiprofissional costuma ouvir de seus pacientes são: "não me reconheço", "não sou mais a Maria de antes...". Validar tal questão é importante, pois, de fato, o paciente e sua família não são os mesmos após receberem o diagnóstico de câncer e todas as situações concernentes à tal situação. São impactados e mudam em todos os aspectos, e a partir desse ponto, a psicoterapia os auxiliará a desenvolverem novos olhares e modos de manejo diante dessa situação.

Uma das funções do psicólogo é facilitar o processo do paciente ao seu convívio social, à retomada de sua vida, reabilitá-lo. O termo reabilitação tem por sua origem do latim *habilis*, que se traduz aquilo que se pode carregar, o flexível, o apto, o capaz. É sinônimo de recapacitação dos aspectos físico, moral, profissional, psicológico e também da estima[18].

Em latim, *habitus* significa aquilo que é seu modo de ser, a maneira, o estado, a qualidade individual. O reabilitar poderia ser pensado então como uma forma de retornar ao habitual, ao que era de costume. "*Reabilitar alguém significaria, assim, reintroduzir ao nós, devolvê-lo ao seio da comunidade, reincorporá-lo, retomá-lo, incluí-lo. A reabilitação seria definida, a partir disso, como ciência da reintegração ou da inclusão social*"[18].

> *Reabilitar no sentido da força de produção, da força de ser, da força vital [...] Reabilitação é, assim, atenção extrema ao sofrimento de outrem. Reabilitação é um impulso do finito ao Infinito. Retidão na relação entre Um e Outro. E neste sentido significa devolver a vida, recapacitar, acolher. Reabilitar é devolver os hábitos de outrem, dar-lhe uma postura, uma disposição, uma posição, uma Terra*[18].

E é com esse lindo trecho que finalizo o capítulo sobre A Reabilitação Psicossocial ao Paciente Onco-Hematológico: Novas Fronteiras no Caminhar.

REFERÊNCIAS

1. França AFO, Silva RMMD, Monroe AA, Mairink APAR, Nunes LC, Panobianco MS. Itinerário terapêutico de mulheres com câncer demama em município de fronteira. Revista Brasileira de Enfermagem, 2021;74. https://www.scielo.br/j/reben/a/WMThRr9czsfQRhtFwThTMKh/?lang=pt
2. Santana JJRA, Zanim CR, Maniglia JV. Pacientes com câncer: enfrentamento, rede social e apoio social. Paidéia, 2008; 18(40):372-384. Disponível em: http://www.scielo.br/pdf/paideia/v18n40/13.pdf. Acesso em 05/11/22.
3. Langaro F, Pretto Z, Cirelli BG. Câncer e o sujeito em psicoterapia: Horizontes de trabalho na perspectiva existencialista de Jean-Paul Sartre. Psicologia Clínica, 2012; 24(11):127-146.
4. Rossi L, Santos M. Repercussões psicológicas do adoecimento e tratamento em mulheres acometidas pelo câncer de mama. Psicol Cienc Prof, 2003; 23(4):32-41. Disponível em: http://www.scielo.br/pdf/pcp/v23n4/v23n4a06.pdf. Acesso em 05/11/22.
5. Silva SS, Aquino TAA, Santos RM. O paciente com câncer: cognições e emoções a partir do diagnóstico. Rev Bras Ter Cogn, 2008; 4(2).73-88. Disponível em: http://pepsic.bvsalud.org/scielo.php?script=sci_arttext&pid=S180856872008000200006.
6. Silva LC. Câncer de mama e sofrimento psicológico: aspectos relacionados ao feminino. Psicologia em Estudo, 208; 13(2):231-237.
7. Holland JC. History of psycho-oncology: Overcoming attitudinal and conceptual barriers. Psychosomatic Medicine, 2002; 64:206-221. Disponível em: http://www.ncbi.nlm.nih.gov/pubmed/11914437.

8. Campos EMP. A Psico-Oncologia: Uma Nova Visão do Câncer - Uma Trajetória. São Paulo: Universidade de São Paulo, 2010. Disponível em: http://www.teses.usp.br/teses/disponiveis/livredocencia/47/tde-05072012-212628/ptbr.php.
9. Guimarães CA, Lipp MAN. Um olhar sobre o cuidador de pacientes oncológicos recebendo cuidados paliativos. Psico Teor Prat, 2011; 13(2):50-62. Disponível em: http://pepsic.bvsalud.org/pdf/ptp/v13n2/v13 n2a04.pdf.
10. Gimenez MG, Carvalho MMMJ, Carvalho VA. Um pouco da história da Psico-oncologia no Brasil. In: Angerami-Camon VA (org.). Psicologia da Saúde: Um Novo Significado para a Prática Clínica. São Paulo: Pioneira, 2006.
11. Costa Jr AL. O papel da Psicologia no Atendimento a Crianças com Câncer. Brasília: Laboratório de Saúde e Desenvolvimento Humano, 2010.
12. Ulysses de Carvalho CS. A necessária atenção à família do paciente oncológico. Rev Bras Cancerol, 2008; 54(1):87-96. Disponível em: http://www.inca.gov.br/rbc/n_54/v01/pdf/revisao_7_pag_97a102.pdf.
13. Chiattone HBC. A criança e a hospitalização. In: Angerami-Camon VA (org.). A Psicologia no Hospital. São Paulo: Pioneira, 2003.
14. Monteiro S, Lang CS. Acompanhamento psicológico ao cuidador familiar de paciente oncológico. Psicol Argum, 2015; 33(83):483-495.
15. Santos MA, Prado MAS, Panobianco MS, Almeida AM. Grupo de apoio a mulheres mastectomizadas: cuidando das dimensões subjetivas do adoecer. Revista Sociedade de Psicoterapias Analíticas Grupais do Estado de São Paulo, 2011; 12(2):27-33.
16. Sartre J-P. O existencialismo é um humanismo. Coleção Os Pensadores. São Paulo: Abril Cultural, 1978a (originalmente publicado em 1945).
17. Silva LC da. O Cuidado na Vivência do Doente de Câncer. Uma Compreensão Fenomenológica. Maringá: Eduem, 2009.
18. Tittanegro GR. Aspectos filosóficos da reabilitação. O Mundo da Saúde, 2006; 30(1):20-25.

8

QUALIDADE DE VIDA APÓS O TRATAMENTO DO CÂNCER: DESAFIOS A SEREM SUPERADOS

Ana Lucia Paya Benito

As discussões sobre qualidade de vida dos pacientes com câncer surgiram na década de 1970, período em que grandes avanços em relação aos tratamentos oncológicos ocorreram e pacientes com diversos tipos de câncer, que antes eram considerados fatais, começaram a viver mais e até mesmo atingir a cura, por meio da combinação de agentes quimioterápicos. Na época, a psiquiatra Jimmie Holland começou a observar como os pacientes sentiam-se emocionalmente em relação à doença e ao tratamento e estimular os oncologistas a avaliarem aspectos de qualidade de vida em seus estudos. Em 1984, Jimmie Holland criou o primeiro Programa de Psico-Oncologia no Memorial Sloan Kettering e foi uma das fundadoras da International Psycho-Oncology Society (IPOS)[1]. Em seu livro, *The Human Side of Cancer*, Jimmie Holland descreve que, apesar de existirem algumas características universais dos pacientes com câncer, a experiência psicológica de quem lida com a doença é única, assim como nossas impressões digitais e DNA. Alguns pacientes relatam que conseguiram lidar bem durante o processo do adoecimento, porém, outros sentem como "se o chão se abrisse" e apresentam intenso grau de sofrimento emocional, inclusive após o tratamento ativo da doença[2].

O conceito de qualidade de vida é amplo e complexo e inter-relaciona o meio ambiente com aspectos físicos, psicológicos, nível de independência, relações sociais e crenças pessoais. De acordo com a OMS, a qualidade de vida é definida como "*a percepção do indivíduo de sua posição na vida no contexto da cultura e sistema de valores nos quais ele vive em relação aos seus objetivos, expectativas, padrões e preocupações*"[3].

Pacientes com câncer experimentam desafios físicos, emocionais, financeiros e espirituais durante o tratamento. O fim do tratamento ou a remissão da doença representa um motivo de grande comemoração, com a expectativa de um retorno à "vida normal". Entretanto, na maior parte das vezes, a experiência do câncer causa mudanças, que podem ser positivas ou negativas e novos desafios podem surgir. Muitos pacientes desenvolvem um novo senso de prioridades, uma busca por relacionamentos mais próximos e o desejo de um estilo de vida mais saudável, porém emoções, como medo, ansiedade e depressão, também podem ocorrer, assim como a necessidade de lidar com as incertezas que surgem após a conclusão do tratamento. Nas últimas décadas, a Psico-Oncologia vem buscando compreender melhor as preocupações e necessidades emocionais dos pacientes após o tratamento do câncer, assim como encontrar estratégias para melhorar sua qualidade de vida.

IMAGEM CORPORAL

O termo imagem corporal (IC) é conceituado como a representação subjetiva do corpo existencial, ou seja, significa a imagem que criamos em nossa mente sobre quem somos. Os primeiros estudos em relação à IC surgiram para compreender a dimensão perceptiva, que está relacionada ao tamanho, à forma e ao peso corporal e que frequentemente apresenta alteração nos transtornos alimentares. Mais recentemente, vem se dando maior atenção à dimensão atitudinal da IC, que envolve os pensamentos, sentimentos e comportamentos relacionados ao corpo e à aparência. Diversos fatores estão envolvidos na formação da imagem corporal, dentre eles: gênero, idade, raça, educação, características e alterações físicas, experiências pessoais e afetivas e influência da cultura e da mídia[4]. Outros aspectos relevantes no conceito da IC são o quanto a aparência física integra e está relacionada ao valor pessoal e o quanto a pessoa valoriza os cuidados com a aparência[5].

Experimentar e responder às mudanças corporais acontece durante toda a vida, e cada indivíduo apresenta uma reação e resposta única. Para algumas pessoas há o foco no aspecto físico, enquanto para outras, o foco está nas emoções que surgem da situação de mudança física. A imagem corporal integra o autoconceito, a autoidentidade e a autoestima do indivíduo[6].

O câncer e seu tratamento constituem eventos que podem alterar a imagem corporal por meio de mudanças em relação à aparência e ao funcionamento do corpo e podem ser transitórias ou permanentes e visíveis ou invisíveis. O sofrimento em relação à IC pode impactar em diversos aspectos da vida cotidiana, incluindo o senso de si mesmo (quem a pessoa é agora em relação a quem era antes do tratamento do câncer), suas respostas emocionais e relacionamentos (tanto no trabalho como em casa), sensação de ser menos atrativa(o), na perda do senso de confiança em estar próximo dos outros e constrangimento quando se sente observada(o) por outras pessoas[7].

A adolescência e o início da idade adulta são períodos em que o desenvolvimento da imagem corporal tem implicações particularmente importantes para a autoidentidade, autoestima e relacionamentos sociais, e enfrentar a experiência do câncer nessa fase da vida pode causar sentimentos e pensamentos negativos, com impacto na qualidade de vida. Temas presentes em relação à imagem corporal em adolescentes e adultos jovens são: (1) as alterações físicas produzem mudanças na identidade e na experiência do eu; (2) a imagem corporal antes do câncer molda a experiência das mudanças após o câncer, e (3) as mudanças corporais são perturbadoras. Os adolescentes sofrem uma influência significativa às reações negativas de outras pessoas às mudanças físicas relacionadas ao câncer em seus corpos e as interações sociais desempenham um papel importante[8]. Uma pesquisa realizada entre adolescentes e adultos jovens (15 a 23 anos), que haviam concluído o tratamento para leucemia, linfoma de Hodgkin ou linfoma não Hodgkin, demonstrou que as mulheres apresentavam um maior prejuízo da imagem corporal e mais medo em relação ao ganho de peso, independentemente do tipo de diagnóstico e tratamento[9].

O transplante de medula óssea (TMO) pode resultar em mudanças temporárias ou permanentes na aparência física dos pacientes, incluindo perda de cabelo, redução da massa muscular, erupções cutâneas, sensibilidade ou ressecamento da pele, cicatrizes, mudanças de peso e edema (especialmente na face). Um estudo realizado com pacientes acima dos 18 anos, que haviam realizado o TMO há até dois anos, demonstrou que 70% deles se sentiam menos atraentes física e sexualmente e 39,3% estavam insatisfeitos com sua imagem corporal. Os pacientes com insatisfação em relação à imagem corporal apresentam pior qualidade de vida e oito vezes maior probabilidade da presença de sintomas depressivos[10].

O sofrimento relacionado à imagem corporal muitas vezes é negligenciado pelos profissionais de saúde, porém pode impactar na qualidade de vida mesmo após anos do término do tratamento e, portanto, deve ser reconhecida e abordada pela equipe de cuidado para identificar aqueles que podem se beneficiar de intervenções terapêuticas, tais como programas de apoio, psicoterapia, treinamento de habilidades de interação social, atividade física, entres outras[11].

DISFUNÇÃO COGNITIVA

O comprometimento cognitivo é um efeito colateral frequente entre os sobreviventes de câncer e pode impactar de forma significativa na qualidade de vida. O declínio cognitivo pode ser observado em diversas funções, como percepção, atenção, linguagem, pensamento, aprendizado e memória, planejamento de ações, compreensão, raciocínio e resolução de problemas. Essas alterações podem ser induzidas pelo tratamento do câncer ou pela própria doença e fatores de risco, como idade, predisposição genética, fatores psicológicos podem interferir na ocorrência desses sintomas. O prejuízo cognitivo pode ocorrer em consequência da cirurgia, radioterapia, quimioterapia, terapia hormonal, terapia-alvo e imunoterapia. A maioria dos estudos sobre as disfunções cognitivas em pacientes com câncer concentra-se na investigação de mulheres com câncer de mama tratadas com quimioterapia, mas diversos outros tipos de câncer, incluindo colorretal, pulmão, ovário, próstata, testículo e malignidades hematológicas, também têm demonstrado a possibilidade desse comprometimento[12].

A função cognitiva pode ser avaliada por meio da percepção subjetiva ou de testes neuropsicológicos objetivos para cada domínio cognitivo, mas a falta de métodos padronizados dificulta a análise das pesquisas. Os déficits cognitivos podem prejudicar a adesão ao tratamento, comprometer a qualidade de vida, dificultar a capacidade para trabalhar, dirigir e ler (principalmente em adultos mais idosos) e ser um obstáculo para o retorno ao trabalho ou aos estudos. O conhecimento sobre comprometimento cognitivo relacionado às neoplasias hematológicas é bastante limitado, mas algumas pesquisas em crianças com leucemia linfoblástica aguda (LLA) indicam que o prejuízo cognitivo pode persistir por anos após o término do tratamento[13].

Cerca de 15 a 32% dos pacientes avaliados antes da realização do TMO apresentam comprometimento nos domínios cognitivos, sendo que regimes padrão utilizados pré-TMO podem estar relacionados a esses resultados. Além disso, fatores relacionados ao TMO também podem influenciar nos prejuízos cognitivos. A avaliação cognitiva após três anos da realização do TMO demonstra que prejuízos podem estar presentes em 18,7% daqueles que receberam transplante autólogo comparado com 35,7% dos que foram submetidos ao transplante alogênico. A intensidade da quimioterapia citotóxica, o aumento da incidência de fenômenos autoimunes e a doença do enxerto contra o hospedeiro (DECH) podem estar relacionados aos piores resultados cognitivos dos receptores de transplante alogênico[14].

O manejo do comprometimento cognitivo em sobreviventes de neoplasias hematológicas deve ser individualizado e incluir a avaliação da presença de ansiedade, depressão e fadiga, assim como outros estressores para o enfrentamento das queixas cognitivas[13]. Diversas intervenções vêm sendo pesquisadas para reduzir o prejuízo cognitivo após o tratamento oncológico, principalmente reabilitação/treinamento cognitivo, atividade física, intervenções mente-corpo (meditação, imaginação guiada, redução do estresse baseada em *mindfulness* e *biofeedback*) e farmacoterapia[12].

SEXUALIDADE

A Organização Mundial da Saúde (OMS) considera a saúde sexual como um dos parâmetros para avaliar a qualidade de vida de um indivíduo e define saúde sexual como um estado de bem-estar físico, emocional, mental e social em relação à sexualidade. Essa definição reconhece a influência dos fatores biológicos, variáveis psicológicas individuais e circunstâncias sociais na experiência da saúde sexual[14]. Tratamentos oncológicos, como radioterapia, quimioterapia, imunoterapia e transplante de medula óssea podem afetar negativamente em todas as fases do ciclo de resposta sexual (desejo, excitação e orgasmo). Apesar da responsabilidade dos profissionais de saúde em abordar os efeitos adversos em relação à sexualidade do paciente, estima-se que apenas 1/3 dos pacientes tiveram essa questão discutida durante o tratamento. As principais barreiras à abordagem da sexualidade descritas pelos profissionais de saúde na oncologia são o tempo limitado dos atendimentos, a falta de treinamento sobre saúde sexual, preocupações em ofender o paciente ou deixá-lo desconfortável e a incerteza de como gerenciar essas queixas[15].

Um estudo que incluiu 718 pacientes diagnosticados há pelo menos cinco anos com câncer hematológico (linfoma Hodgkin, linfoma não Hodgkin, leucemia aguda) demonstrou um efeito negativo na vida sexual de 23 a 29% dos pacientes, principalmente entre as mulheres em relação à falta de interesse sexual e à incapacidade de atingir o orgasmo[16]. Disfunções sexuais são comuns em pacientes após o TMO devido à exposição à irradiação corporal total, ao uso de agentes alquilantes e à doença do enxerto *versus* hospedeiro (DECH). Além disso, o TMO pode impactar na imagem corporal, na autoestima, nos relacionamentos e em fatores psicossociais, que também afetam a sexualidade. Após a TMO, são observados menopausa prematura e hipogonadismo na maior parte dos pacientes. Problemas relacionados à falta de interesse e desejo sexual podem ser explicados pela redução da testosterona em homens e, nas mulheres, a menopausa precoce pode levar à atrofia vaginal e/ou vulvar, causando desconforto e/ou dor contínua e ressecamento vaginal durante a atividade sexual, afetando de forma negativa o desejo. O prejuízo em nervos periféricos e o fluxo sanguíneo pélvico também podem comprometer a função erétil e a lubrificação vaginal. A DECH, a longo prazo, pode levar à disfunção sexual devido à dor na relação sexual ou às dificuldades urinárias. Mesmo cinco anos após o TMO, 80% das mulheres e 46% dos homens relatam disfunção sexual, demonstrando um impacto importante comparado à população geral[17].

A sexualidade de jovens sobreviventes de cânceres hematológicos não recebe a mesma atenção que outros tipos de câncer, como em mulheres com câncer de mama ou homens com câncer de próstata. Durante a infância e adolescência, quando a identidade sexual ainda não está totalmente formada e o foco está na cura do câncer, a sexualidade raramente é mencionada[18]. Crianças com câncer muitas vezes experimentam o isolamento dos colegas e reduzem o envolvimento em atividades sociais, especialmente durante o tratamento, e esses fatores podem desempenhar dificuldades com relacionamentos românticos e função sexual entre sobreviventes a longo prazo. Além das dificuldades sociais, os efeitos tardios do tratamento, como problemas de fertilidade/infertilidade, podem dificultar os relacionamentos românticos dos sobreviventes devido ao medo ou à rejeição real dos parceiros. Um estudo que avaliou pessoas entre 20 e 40 anos, que foram diagnosticados entre 5 e 18 anos de idade com câncer, demonstrou que 60% dos participantes relataram um impacto negativo e 55% um impacto positivo em relação aos relacionamentos amorosos. Os temas negativos incluíram preocupações relacionadas à fertilidade, efeitos físicos, sentir-se emocionalmente protegido e início de namoro atrasado, e os temas positivos foram a criação de novas perspectivas, maior maturidade e vínculos mais fortes com os parceiros. Quarenta por cento perceberam ter menos parceiros do que seus pares. Em relação à intimidade sexual/física, 68% relataram impactos negativos relacionados à imagem corporal, preocupações com fertilidade e disfunção sexual[19].

Ao contrário das suposições, pacientes idosos também são sexualmente ativos. Uma pesquisa mostrou que 40% dos indivíduos entre 65 e 80 anos de idade apresentam vida sexual. Portanto, pacientes mais idosos também podem sofrer o impacto sexual do tratamento oncológico e muito possivelmente não serão abordados pela equipe de saúde sobre esse aspecto[20].

SAÚDE MENTAL

O câncer apresenta impactos psicossociais significativos para os pacientes e família, e pode precipitar ou exacerbar problemas de saúde mental. Extensas pesquisas afirmam que aproximadamente 35-40% dos pacientes com câncer apresentam um transtorno psiquiátrico e que, mesmo após o tratamento, os pacientes apresentam um risco duas a três vezes maior do que a população geral, em apresentar depressão ou sintomas ansiosos[21].

Uma pesquisa nacional realizada nos EUA entre pacientes após o tratamento do câncer, com menos de 65 anos, demonstrou que as pessoas mais jovens apresentavam maior prejuízo em relação à saúde mental, diferente do que é observado na população geral. Algumas hipóteses que podem justificar a maior morbidade de saúde mental entre jovens podem se relacionar a possíveis estressores nessa faixa etária, como fatores financeiros, ter filhos mais novos, medos sobre recaída e morte, preocupações sobre infertilidade, mudanças na imagem corporal, interrupções nos relacionamentos amorosos e com colegas e o sentimento de futuro perdido como resultado do câncer e seus efeitos a longo prazo[22].

Um estudo realizado em pacientes com linfoma, que haviam completado o tratamento há no mínimo cinco anos, avaliou que 17% apresentavam sintomas de ansiedade; 12,3% depressão e 8% apresentavam a associação de ansiedade e depressão. Algumas variáveis demonstraram um maior risco dos sintomas psiquiátricos, tais como: sexo feminino, diagnóstico de linfoma de Hodgkin, tratamentos sistêmicos e/ou radioterapia, alteração do sono, ter um relacionamento, a não realização de atividade física regular e o uso atual ou no passado de medicamentos psicotrópicos[23].

O medo da recorrência do câncer pode causar estresse significativo, apesar de não ser um transtorno mental classificado nos manuais diagnósticos. Define-se o medo da recorrência do câncer como "medo, inquietação ou preocupação em relação à possibilidade de o câncer voltar ou progredir" e, apesar de ser uma reação comum entre a maioria dos pacientes que passam pelo tratamento do câncer devido à presença de medos transitórios (ocorrendo próximo à realização de exames ou consultas médicas), pode atingir níveis mais graves, que são difíceis de controlar e podem interferir no funcionamento diário e no bem-estar geral. O medo da recorrência do câncer clinicamente significativo é caracterizado pela presença de altos níveis de preocupação persistente, hipervigilância ou hipersensibilidade aos sintomas corporais, comprometimento funcional e estratégias de enfrentamento não adaptativas, como buscar excessivamente reasseguramento dos profissionais médicos, verificação excessiva do corpo ou evitação das consultas médicas[24]. Pesquisas vêm sendo desenvolvidas para a validação de ferramentas que auxiliem no diagnóstico, investigação da prevalência e fatores de risco e identificação das modalidades de intervenção mais efetivas para o medo da recorrência do câncer.

CONCLUSÃO

Os pacientes diagnosticados com câncer podem enfrentar diversos desafios psicossociais desde o momento que antecede o diagnóstico até mesmo após a conclusão do tratamento, porém nem sempre conseguem acesso a cuidados em relação a essas demandas. A conclusão do tratamento ativo do câncer é um período em que, muitas vezes, o paciente se sente mais vulnerável pela menor frequência dos atendimentos oncológicos e novos desafios que surgem na readaptação cotidiana. O acesso ao suporte psicossocial ainda é bastante escasso nos serviços oncológicos e, frequentemente, a rede de atenção psicossocial não está qualificada para intervenções às necessidades específicas dos pacientes durante e após o tratamento do câncer. A ampliação do suporte psicossocial nos serviços de oncologia, assim como aumentar o acesso e qualificar as equipes da rede de saúde mental são essenciais para que pacientes com câncer recebam suporte adequado e tenham uma melhor qualidade de vida.

REFERÊNCIAS

1. https://www.mskcc.org/news/remembering-jimmie-holland-founder-psycho-oncology, acesso em 4 de dezembro 2022.
2. Holland J. Lewis S. The Human Side of Cancer. HarperCollins e-books. Edição do Kindle. 2 de outubro 2001.
3. Fleck, MPA. O instrumento de avaliação de qualidade de vida da Organização Mundial da Saúde (WHOQOL-100): características e perspectivas. Ciência & Saúde Coletiva [online], 2000; 5(1): 33-38 [acesso em 2 dezembro 2022]. Disponível em: https://doi.org/10.1590/S1413-81232000000100004. Epub 7 out 2004. ISSN 1678-4561. https://doi.org/10.1590/S1413-81232000000100004.
4. Fingeret MC, Teo I. Body Image Care for Cancer Patients. Oxford University Press. Edição do Kindle. 3 de agosto 2018.
5. Nazaré B, Moreira H, Canavarro MC. Uma perspectiva cognitivo-comportamental sobre o investimento esquemático na aparência: Estudos psicométricos do Inventário de Esquemas sobre a Aparência (ASI-R). Laboratório de Psicologia, 2010; 8(1):21-36. https://doi.org/10.14417/lp.646
6. Cole L, Easley J, Grightmire L, Lakshmanan EM, Matthias SJ, McBoyle K, Piercell E et al. Every story is different: experiences with body changes related to cancer. Front Psychol, 2022; 23(13):831811. doi: 10.3389/fpsyg.2022.831811. PMID: 35677121; PMCID: PMC9169964.
7. Fitch M. Living with body image changes following completion of cancer treatment. Can Oncol Nurs J, 2020; 30(3):231-234. PMID: 33118975; PMCID: PMC7583567.

8. Moore JB, Canzona MR, Puccinelli-Ortega N, Little-Greene D, Duckworth KE, Fingeret MC, Ip EH, Sanford SD, Salsman JM. A qualitative assessment of body image in adolescents and young adults (AYAs) with cancer. Psychooncology, 2021; 30(4):614-622. doi: 10.1002/pon.5610. Epub 2020 Dec 19. PMID: 33275802; PMCID: PMC8059971.
9. Zucchetti G, Bellini S, Bertolotti M, Bona F, Biasin E, Bertorello N, Tirtei E, Fagioli F. Body image discomfort of adolescent and young adult hematologic cancer survivors. J Adolesc Young Adult Oncol, 2017; 6(2):377-380. doi: 10.1089/jayao.2016.0067. Epub 2017 Jan 23. PMID: 28112547.
10. Kang D, Kim IR, Choi HJ, Jung CW, Yoon SS, Kim JS, Lee CH, Jang JH, Cho J. Association between body image dissatisfaction and poor quality of life and depression among patients with hematopoietic stem cell transplantation. Support Care Cancer, 2021; 29(7):3815-3822. doi: 10.1007/s00520-020-05884-1. Epub 2020 Nov 25. PMID: 33241506.
11. Dunne S, Fitch M, Semple C. Editorial: Body image following cancer treatment. Front Psychol, 2022;1 3:1068977. doi: 10.3389/fpsyg.2022.1068977. PMID: 36420400; PMCID: PMC9677346.
12. Országhová Z, Kalavska K, Mego M, Chovanec M. Overcoming chemotherapy resistance in germ cell tumors. Biomedicines, 2022 ;10(5):972. doi: 10.3390/biomedicines10050972. PMID: 35625709; PMCID: PMC 9139090.
13. Harrison RA, Sharafeldin N, Rexer JL, Streck B, Petersen M, Henneghan AM, Kesler SR. Neurocognitive impairment after hematopoietic stem cell transplant for hematologic malignancies: Phenotype and mechanisms. Oncologist, 2021; 26(11):e2021-e2033. doi: 10.1002/onco.13867. Epub 2021 Jul 12. PMID: 34156729; PMCID: PMC8571768.
14. Organização Mundial da Saúde. Saúde sexual, direitos humanos e a lei [e-book] / Organização Mundial da Saúde; tradução realizada por projeto interinstitucional entre Universidade Federal do Rio Grande do Sul. Porto Alegre: UFRGS, 2020.
15. Bober SL, Reese JB, Barbera L, Bradford A, Carpenter KM, Goldfarb S, Carter J. How to ask and what to do: a guide for clinical inquiry and intervention regarding female sexual health after cancer. Curr Opin Support Palliat Care, 2016; 10(1):44-54. doi: 10.1097/SPC.0000000000000186. PMID: 26716390; PMCID: PMC4984532.
16. Greaves P, Sarker SJ, Chowdhury K, Johnson R, Matthews J, Matthews R, Smith M et al. Fertility and sexual function in long-term survivors of haematological malignancy: using patient-reported outcome measures to assess a neglected area of need in the late effects clinic. Br J Haematol, 2014; 164(4):526-35. doi: 10.1111/bjh.12651. Epub 2013 Nov 15. PMID: 24236665.
17. Eeltink CM, Incrocci L, Leeuw IMV, Zweegman S. Recommended patient information sheet on the impact of haematopoietic cell transplantation on sexual functioning and sexuality. Ecancermedicalscience, 2019; 13:987. doi: 10.3332/ecancer.2019.987. PMID: 32010211; PMCID: PMC6974367.

18. Syrjala KL. Filling the gaps in knowledge and treatments for sexual health in young adult male cancer survivors. Cancer, 2016; 122(14):2134-7. doi: 10.1002/cncr.29988. Epub 2016 May 12. PMID: 27171248; PMCID: PMC4930404.
19. Nahata L, Morgan TL, Lipak KG, Olshefski RS, Gerhardt CA, Lehmann V. Romantic relationships and physical intimacy among survivors of childhood cancer. J Adolesc Young Adult Oncol, 2020; 9(3):359-366. doi: 10.1089/jayao.2019.0114. Epub 2019 Nov 13. PMID: 32091940; PMCID: PMC7869868.
20. Cathcart-Rake E, O'Connor JM, Jacobson A, McGuire L, Jatoi A. How (and why) to ask the older cancer patient about sexual health and sexual minority status. J Geriatr Oncol, 2020; 11(4):576-578. doi: 10.1016/j.jgo.2019.08.003. Epub 2019 Aug 22. PMID: 31447290; PMCID: PMC 7035152.
21. Caruso R, Breitbart W. Mental health care in oncology. Contemporary perspective on the psychosocial burden of cancer and evidence-based interventions. Epidemiol Psychiatr Sci, 2020; 29:e86. doi: 10.1017/S2045796019000866. PMID: 31915100; PMCID: PMC7214708.
22. Ji X, Cummings JR, Gilleland Marchak J, Han X, Mertens AC. Mental health among nonelderly adult cancer survivors: A national estimate. Cancer, 2020; 126(16):3768-3776. doi: 10.1002/cncr.32988. Epub 2020 Jun 15. PMID: 32538481.
23. Agostinelli G, Muzzatti B, Serpentini S, Spina M, Annunziata MA. Cancer-related psychological distress in lymphoma survivor: An Italian cross-sectional study. Front Psychol, 2022; 13:872329. doi: 10.3389/fpsyg.2022.872329. PMID: 35558708; PMCID: PMC9088809.
24. Mutsaers B, Rutkowski N, Jones G, Lamarche J, Lebel S. Assessing and managing patient fear of cancer recurrence. Can Fam Physician, 2020; 66(9):672-673. PMID: 32933983; PMCID: PMC7491663.

9

CUIDADOS PALIATIVOS: DESAFIOS E OPORTUNIDADES NO CUIDADO DO PACIENTE ONCOLÓGICO

Luciana Telles Ferri

> *O que as pessoas mais desejam é alguém que as escute de maneira calma e tranqüila. Em silêncio. Sem dar conselhos. Sem que digam: "Se eu fosse você". A gente ama não é a pessoa que fala bonito. É a pessoa que escuta bonito. A fala só é bonita quando ela nasce de uma longa e silenciosa escuta. É na escuta que o amor começa. E é na não-escuta que ele termina. Não aprendi isso nos livros. Aprendi prestando atenção.*
>
> Rubem Alves[1]

Desde 1947, essa escuta tem percorrido o mundo na busca de um cuidado que promova dignidade e qualidade de vida para pessoas que apresentam doenças ou outras condições de saúde que ameaçam ou limitam a continuidade da vida. Historicamente, na década de 1960, essas ações se concretizam na assistência a saúde como: Cuidado Paliativo (CP). E por que paliativo? Ao contrário de associar a frases como "não tem mais nada o que fazer", essa palavra, em sua origem, convida a ter uma melhor compreensão e percepção do seu significado. A palavra origina-se do latim *pallium*, que faz referência aos mantos usados pelos cavaleiros para se protegerem das tempestades e que trazem ao cuidado o sentido de proteção, alívio e conforto.

A conscientização dessa abordagem de cuidado vem passando por transformações ao longo da história a fim de favorecer o acesso precocemente, desde o diagnóstico, a pacientes de todas as idades, incluindo a família. Essa abordagem rompe com o paradigma biomédico para uma assistência integral, com diversas categorias profissionais envolvidas no alívio dos sintomas em todas as esferas do cuidado (físico, psicossocial e espiritual), com promoção da qualidade vida e melhores desfechos.

Em meados da década de 1970, o cuidado paliativo chega ao Brasil e vem ganhando espaço. Em 1990, a Organização Mundial da Saúde – OMS[2] publicou o conceito e recomendações para cuidado paliativo como estratégia de ação em sistemas nacionais de saúde, não apenas como terapêutica exclusiva para pessoa com câncer, mas também como abordagem terapêutica indicada para outras doenças e situações crônicas que ameaçam a vida. Entre as doenças podem-se mencionar: doenças degenerativas neurológicas como Alzheimer, Parkinson, esclerose múltipla ou lateral amiotrófica; artrite grave; outras que levam a falências orgânicas, como a renal crônica; cardiopatias terminais, pneumopatias, hepatopatias; AIDS avançada; outras situações ameaçadoras a vida, como coma irreversível, doenças genéticas ou congênitas incuráveis e traumatismo craniano.

O adoecimento traz dores multidimensionais e quando o diagnóstico é de um câncer provoca a sensação de ameaça à vida, de perda, de finitude e possível sofrimento, seja pela construção histórico-social da doença, como também pelos desafios no enfrentamento dos diversos sintomas e acessos aos cuidados (profissionais, exames e tratamentos) independentemente do prognóstico. Segundo os dados do Instituto Nacional do Câncer – INCA[3], estimam-se 704 mil casos de câncer por ano no Brasil até 2025 e, diante disso, precisa-se criar mais espaços de abordagens e ações de cuidado.

Neste capítulo será abordada com mais ênfase a trajetória do adoecimento por câncer do sangue, pois os pacientes com alguns diagnósticos experimentam mais flutuações na trajetória de sua doença com sintomas mais intensos, como a fadiga, a dor e tratamentos complexos como TMO (transplante de medula óssea). O diagnóstico do câncer do sangue, que também é encontrado na literatura como câncer hematológico, inclui as leucemias, os linfomas, o mieloma múltiplo, a síndrome mielodisplásica e as síndromes mieloproliferativas.

> Pacientes com malignidades hematológicas sofrem imensos sintomas físicos e psicológicos por causa de sua doença e tratamentos frequentemente intensivos que resultam em toxicidades e efeitos

adversos significativos. Em comparação com pacientes com tumores sólidos, aqueles com malignidades hematológicas também apresentam altas taxas de hospitalizações, internações em unidades de terapia intensiva e mortes hospitalares e baixas taxas de encaminhamento para cuidados paliativos, bem como menor tempo de internação. Além disso, pacientes com malignidades hematológicas abrigam substanciais percepções errôneas sobre os riscos e benefícios do tratamento e frequentemente superestimam seu prognóstico. Mesmo os sobreviventes de malignidades hematológicas lutam com efeitos tardios, complicações pós-tratamento e sintomas de estresse pós-traumático que podem diminuir significativamente sua qualidade de vida[4].

Diante desses sintomas, na jornada do câncer hematológico, a inserção dos cuidados paliativos no plano de cuidado pode trazer, desde o diagnóstico, qualidade de vida e dignidade aos pacientes e familiares.

CUIDADOS PALIATIVOS

> *Cuidado paliativo não é uma alternativa de tratamento, e sim uma parte complementar e vital de todo acompanhamento do paciente.*
>
> Cicely Saunders[5]

Em 1947, em Londres, Cicely Mary Saunders, na época assistente social, na rotina do cuidado com o paciente David Tasma, um judeu polonês com câncer de reto inoperável, sem família e com poucos recursos, ofereceu um espaço de cuidado digno, que trouxe um novo objetivo de vida a Tasma e alívio do sofrimento até o dia da sua morte. Tasma incentivou Saunders a criar um local em que pudesse oferecer esse cuidado a mais pessoas no fim de vida, com uma equipe multidisciplinar e que nesse espaço tivesse uma janela com seu nome. Saunders percorreu uma trajetória de significativas formações acadêmicas que a apoiaram nas ações de cuidado aos pacientes, entre as formações: enfermagem, assistente social e, aos 40 anos, medicina. Em 1967, na Inglaterra, é fundado o *St. Christopher's Hospice*, considerado na literatura a instituição símbolo dos cuidados paliativos. Nesse espaço, com o apoio de diversos especialistas, entre eles

Elisabeth Klüber-Ross, adotou uma abordagem de controle dos sintomas a pessoas doentes em fim de vida e enlutadas. Após período de experiência no *St. Christopher's Hospice*, profissionais de outros países, principalmente dos Estados Unidos e do Canadá, levaram a abordagem do cuidado paliativo para seus países de origem.

Em 1996, em Londres, foi criada a *International Association for Hospice and Palliative Care* - IAHPC, com o objetivo do desenvolvimento e melhoria de *hospice* e cuidados paliativos para a garantia da qualidade de vida de adultos e crianças e suas famílias. As ações estão em diversos níveis, desde o educacional, políticas nacionais, até prevenção de doenças e tratamento que promova alívio do sofrimento.

Já na América Latina (AL), alguns países como Argentina, Colômbia, Brasil e Chile demonstraram esforços para implementarem esse serviço e políticas de CP, porém com o desafio na formação de profissionais e baixa disponibilidade de medicamentos para controle de sintomas, como a dor.

No Brasil, a partir da década de 1970 começaram algumas iniciativas isoladas. Em 1983, com o primeiro serviço no Hospital das Clínicas de Porto Alegre (RS) seguindo nos anos seguintes para hospitais do mesmo estado e outros, como São Paulo, Rio de Janeiro e Santa Catarina (Florianópolis). A partir da década de 1990 houve um movimento mais organizado. Quanto à educação em CP, o professor Marco Túlio de Assis Figueiredo é referenciado como o pioneiro, instituindo cursos para alunos de graduação na UNIFESP/EPM[6].

Em 1996, o Instituto Nacional do Câncer (INCA), no Rio de Janeiro, transformou o Centro de Suporte Terapêutico Oncológico em unidade de Cuidados Paliativos (Hospital Unidade IV). Em dezembro de 2000, o Hospital do Servidor Público Estadual de São Paulo (HSPE/SP) inaugurou enfermaria de Cuidados Paliativos. Em 2002, foi publicada a Portaria GM/MS nº 19, de 03 de janeiro de 2002, instituindo o Programa Nacional de Assistência à Dor e Cuidados Paliativos que ampliou o debate da temática e a análise da abordagem e do cuidado da pessoa com enfermidade crônico-degenerativa ou em fase final de vida e, nesse contexto, a necessidade de qualificação e profissionais.

A partir dessas ações e medidas, ampliou-se em todo o País a criação de serviços e de grupos de interesse em cuidados paliativos.

De 1997 a 2014, houve o apoio da Associação Brasileira de Cuidados Paliativos (ABCP), fundada pela psicóloga Ana Geórgia de Melo. Em 2004, o destaque para a instituição da Comissão Permanente de Cuidados Paliativos no âmbito da Sociedade Brasileira de Geriatria e Gerontologia e, em 2005, a fundação da Academia Nacional de Cuidados Paliativos (ANCP). É a ANCP que sugere critérios de qualidade para serviços de cuidados paliativos no País e pauta essa discussão no Ministério da Saúde (MS).

Atualmente existem serviços especializados na prestação de cuidados paliativos em diversas regiões do Brasil, públicos e privados, distribuídos entre hospitais, casas de cuidado, ambulatórios especializados e os serviços de atenção domiciliar (SAD).

Entre as diversas iniciativas, em 2022, O CNE (Conselho Nacional de Educação) instituiu em 3 de novembro as diretrizes a respeito de cuidados paliativos para cursos de graduação de medicina. Isto é uma conquista que fortalece as práticas nesse cuidado e promove a multiplicação de informação de qualidade a população e governos. Hoje algumas categorias profissionais, além da medicina, apresentam também algumas resoluções dessa especificidade. A resolução, Nº 41, de 31 de outubro de 2018, aprovada em novembro de 2021, que dispõe sobre as diretrizes para a organização dos cuidados paliativos, à luz dos cuidados continuados integrados no âmbito Sistema Único de Saúde (SUS), reforça a importância da educação nessa área por diversas categorias profissionais, incluindo o psicólogo. A formação dará segurança e um direcionamento das ações.

Em 19 de maio de 2023, a ANCP apoiou a I Conferência Livre Nacional "Cuidados Paliativos: Um direito humano – políticas públicas já". Esse evento teve como objetivo contribuir para a implementação da Política Nacional de Cuidados Paliativos no SUS, que é a mais recente e potente conquista aprovada em 14 de dezembro de 2023 e, em seu marco histórico, com a publicação da portaria em 22 de maio de 2024. Essa Política tem como objetivo promover um serviço estruturado e organizado integrados às Redes de Atenção à Saúde (RPS), inspirando todo o atendimento no SUS, com acessos a medicamentos, capacitações e ensino para profissionais e população. Os princípios da valorização da vida e dignidade sendo defendidos, com o acesso aos cuidados que promovam a qualidade de vida e de morte no Brasil. Para compreensão do alcance dessas conquistas e benefícios dessa abordagem, a *International Association for Hospice and Palliative Care* - IAHPC[6,7] descreveu, em 2017, os princípios que norteiam a prática:

- Incluem prevenção, identificação precoce, avaliação abrangente e gerenciamento de problemas físicos, incluindo dor e outros sintomas estressantes, sofrimento psicológico, sofrimento espiritual e necessidades sociais. Sempre que possível, essas intervenções devem ser baseadas em evidências.
- Fornecem suporte para ajudar os pacientes a viver o mais plenamente possível até a morte, facilitando a comunicação eficaz, ajudando-os, junto de suas famílias, a determinar os objetivos do tratamento.
- São aplicáveis durante todo o curso de uma doença, de acordo com as necessidades do paciente.
- São fornecidos em conjunto com terapias modificadoras de doenças sempre que necessário.
- Podem influenciar positivamente o curso da doença.
- Não pretendem apressar nem adiar a morte, afirmam a vida e reconhecem a morte como um processo natural.
- Fornecem apoio à família e aos cuidadores durante a doença do paciente e em seu próprio luto.
- São oferecidos reconhecendo e respeitando os valores e crenças culturais do paciente e da família.
- São aplicáveis em todos os estabelecimentos de saúde (local de residência e instituições) e em todos os níveis (do primário ao terciário).
- Podem ser fornecidos por profissionais com treinamento básico em cuidados paliativos.
- Requerem cuidados paliativos especializados com uma equipe multiprofissional para encaminhamento de casos complexos.

Desde 2015, a entidade WHPCA (*Worldwide Hospice Palliative Care Alliance*) segue celebrando anualmente, no segundo sábado do mês de outubro, o dia mundial dos cuidados paliativos, com a aliança de 80 países, no movimento de equidade e valorização dessa abordagem. Entre os destaques desse cuidado, a espiritualidade é lembrada como uma das dimensões de cuidado do ser humano; a família tem seu espaço de escuta durante o tratamento e também é assistida após a morte do paciente, no período de luto. Ao contrário do que se observa na prática, essa abordagem pode ser aplicada na fase inicial do diagnóstico, prosseguindo em toda a fase de tratamento e evolução da doença, como tratamento complementar, prioritário ou exclusivo.

Para Castilho[7], a associação precoce do cuidado paliativo na linha de cuidado do paciente com câncer hematológico segue o controle de sintomas; auxílio na comunicação de prognóstico e elaboração de planos de cuidados com base em decisões compartilhadas, a utilização racional de recursos e cuidados em fim de vida. A seguir, a contribuição da Unidade de Assistência de Alta Complexidade em Oncologia (UNACON) e Centro de Assistência de Alta Complexidade em Oncologia (CACON) e seus modelos assistenciais para melhor ilustração e proposta de trabalho:

- Prática clínica isolada: [Vantagens] Cuidados oncológicos específicos e cuidado paliativo fornecidos pelo oncologista. Redução do número de visitas médicas, informações concentradas em uma única equipe. De uma forma geral, bem funcional para aqueles com sintomas pouco complexos. [Desvantagens] Treinamento inadequado dos oncologistas em cuidados paliativos; tempo de consulta limitado para um único profissional avaliar e abordar vários aspectos físicos, psicológicos, sociais e preocupações espirituais, além do tratamento específico para o tumor.
- Prática clínica compartilhada – referência e contratransferência: [Vantagens] Oncologista encaminha o paciente para atendimentos especializados em subespecialidades de acordo com o sintoma (por exemplo, psiquiatria, controle da dor, capelania). É baseado nas necessidades individuais. [Desvantagens] Aumento do número de visitas médicas adicionais para pacientes com doenças graves e sintomas descontrolados, o que pode ser bastante desgastante e oneroso. Coordenação, comunicação e colaboração frágil quando há diversos especialistas envolvidos.
- Assistência integrada: [Vantagens] Coordenação integrada do cuidado entre oncologista e paliativista. Estrutura física pode ser inclusive dividida entre ambos, com redução de custos e facilitador para paciente que em única visita pode ser atendido por

profissionais diferentes. Racionalidade das avaliações, sem sobrecarga para o paciente e para os profissionais. [Desvantagens] Necessidade de educação e treinamento de profissionais para facilitar a prática colaborativa. Tempo, dedicação e custos para desenvolver e tornar eficaz a implementação de protocolos e comunicação efetiva[7].

Segundo Ferraz[8], as doenças hematológicas podem incluir grande carga de sintomas, a depender da sua gravidade, com a possibilidade do sofrimento físico e emocional para os pacientes e seus familiares. O manejo dessas características é especialmente desafiador, embora grandes avanços nas terapias curativas tenham sido alcançados nos últimos anos. O CP é um recurso significativo para melhorar a qualidade de vida e reduzir o sofrimento na vivência de doenças hematológicas graves, não só para os pacientes e seus familiares, mas também para a equipe.

PSICOLOGIA E OS CUIDADOS PALIATIVOS

O adoecimento por câncer remete a diversas perdas de alicerces de segurança da vida e de tudo o que está ligado a ela. Gera-se um sofrimento que requer um cuidado multidimensional, que reconhece um organismo biológico e seus estados psíquicos. O ser humano tem outras dimensões que não apenas a biológica, de forma que aceitar o critério da qualidade de vida significa estar a serviço não só da vida, mas também da pessoa[9]. Nesse contexto, consideram-se a liberdade e a dignidade como valores intrínsecos de cada pessoa.

Estar com uma doença ameaçadora da vida mobiliza emoções que podem causar desconforto, alterar funções e aumentar o nível de ansiedade, desorganizando o estado psíquico e as atividades diárias do paciente e de quem o acompanha. Alguns comportamentos defensivos são esperados, seja do paciente e familiar, diante do adoecimento e das notícias difíceis de serem assimiladas nessa travessia. Observam-se esses comportamentos nos estágios descritos por Klubler Ross[10] no livro *"Sobre a morte e o morrer"*: negação, raiva; barganha, depressão e aceitação. Esses estágios não são lineares, ou seja, não são sequenciais, e dependem do contexto individual. Nesse processo, o paciente pode buscar nos profissionais da saúde e nos tratamentos a segurança para sua sobrevivência. Gera-se a oportunidade de um apego seguro quando a equipe se vincula. Para Bowlby[11], psiquiatra e psicanalista, há uma compreensão do comportamento de apego no processo de formação e rompimento de vínculos afetivos, em que estar próximo a outro ser humano é vital para a sobrevivência biológica e psíquica.

Diante desses aspectos emocionais do adoecimento, o psicólogo poderá oferecer diversas frentes de cuidado. Entretanto, a prática desse psicólogo, com essa abordagem paliativa, com pacientes com câncer hematológico e família, apresenta desafios desde sua formação técnica, reconhecimento pelo conselho de classe, até a inserção pela equipe médica responsável, algumas vezes por questões morais, filosóficas, religiosas, institucionais, entre outras. Assim, o paciente acaba recebendo esse cuidado de forma tardia. Entretanto, as técnicas de intervenção do psicólogo podem identificar a necessidade do paciente e, assim, promover essa abordagem mais direcionada. Martinez e Barreto[12] descrevem algumas técnicas: a entrevista aberta (individual ou em grupo); a escuta clínica compreensiva e compassiva; a utilização de instrumentos padronizados para avaliação (como escalas de ansiedade e depressão) e diagnóstico; relatórios; orientação e educação referentes aos aspectos da morte e terminalidade com pacientes e familiares/cuidadores, considerando a autonomia do paciente e dele elaborar suas diretivas antecipadas de vontade (DV) ou testamento vital; realização de grupos de apoio e reflexão com familiares e equipe de saúde; mediação entre pacientes, familiares e equipe de saúde; interconsulta, psicoterapia, visitas domiciliares; elaboração de cartas e rituais de despedida com familiares/cuidadores; terapia da dignidade; registros de narrativas de história de vida; aconselhamento, encaminhamento a outros serviços e utilização de técnicas terapêuticas variadas; formação, desenvolver investigações e publicações científicas; apoio psicológico à equipe, supervisão; investigação e intervenção clínica.

Durante os atendimentos, alguns sentimentos ambivalentes do paciente podem estar presentes, nesse momento há o acolhimento e o convite para se expressar por meio das palavras ou de outros recursos de comunicação. Além disso, muitas vezes, a necessidade do paciente e familiar é que o profissional valide seus sentimentos, sem julgamentos e com a singularidade da escuta. É competência também do psicólogo identificar quando a urgência é a dor física, e que esta precisa ser controlada para dar espaço para intervenções nas demais dores. Essas dores estão dentro do conceito de "dor total" descrita por Saunders[5,13]: física; psíquica (medo do sofrimento e da morte, tristeza, raiva, insegurança, desespero, depressão); social (rejeição, dependência, inutilidade); espiritual (falta de sentido na vida e na morte, medo do pós-morte, culpas perante Deus); financeira (perdas e dificuldades); interpessoal (isolamento, estigma); familiar (mudança de papéis, perda de controle, perda de autonomia). Esse conceito leva o profissional observar o paciente de forma integral, levantando todos os sintomas envolvidos que podem interferir no curso da doença e cuidado.

Então, o acesso aos conteúdos psicológicos permite, dentro da ética profissional, elaborar com a equipe um plano de cuidado alinhado às necessidades do paciente em todas as dimensões. O CP facilita a tomada de decisão, promoção do conforto do paciente e da família, prevenindo inclusive o luto complicado. Essa travessia do psicólogo junto com o paciente tem a intenção de trazer vida aos dias, como diz Saunders[5]:

> Ao cuidar de você no momento final da vida, quero que você sinta que me importo pelo fato de você ser você, que me importo até o último momento de sua vida e faremos tudo que estiver ao nosso alcance, não somente para ajudá-lo a morrer em paz, mas também para você viver até o dia de sua morte.

Segundo Ayres[14], a escuta qualificada em cuidados paliativos gera conexão e promove facilidade na rotina de cuidado em todos os estágios da doença, incluindo o acolhimento ao luto.

CONSIDERAÇÕES FINAIS

Considera-se que os cuidados paliativos, diante de seus princípios, é uma oportunidade para a segurança e proporcionalidade de práticas centradas nas diversas dimensões do cuidado da pessoa com câncer e sua família, com a proximidade da dignidade e conforto, contribuindo com o cenário da qualidade de vida. Nesse sentido, Saunders[5] traz a reflexão: "*O sofrimento humano só é intolerável quando ninguém cuida*". Entretanto, por mais conquistas que essa abordagem tenha alcançado no Brasil e no mundo, há o desafio do preconceito, da conscientização, da comunicação, da integralidade, formação especializada e permanente dos profissionais, como também da população. As pessoas fazem a leitura de que esse cuidado é apenas para fim de vida, associando ao abandono terapêutico e à morte. Observa-se que essa percepção existe devido ao CP ser muitas vezes introduzido no fim de vida, acompanhado algumas vezes pela frase "não tem mais nada o que fazer". Esse cenário traz a angústia diante da possibilidade de sofrimento e da morte. O paciente com câncer do sangue se depara com diversas notícias difíceis ao longo da jornada do cuidado, o modo ("Como") e o momento em que essa notícia é transmitida pode afetar a percepção de si e do seu momento. Uma má notícia pode trazer uma mudança na perspectiva de futuro, tornando-se a informação de difícil assimilação e acomodação. Então, se faz necessário mais equipes de CP, em todas as fases do adoecimento, que tenham aliado uma boa comunicação, com uma linguagem adequada, consciência do valor da decisão compartilhada, espaço para escuta, acolhimento das emoções, além de uma equipe de cuidado integrado. Entretanto, nesse caminho de conscientização e mudança, encontram-se barreiras educacionais, institucionais, sociais, políticas e culturais.

Na jornada dos profissionais da saúde, observam-se desafios para a tomada de decisão, diante de fatores bioéticos, culturais, técnicos, interpretações e expectativas individuais durante a rotina do trabalho, envolvendo temas como: perdas; morte; educação para salvar; o que é cuidar; controle e alívio de sintomas, como a dor. Diante disso, precisa-se de capacitações, reuniões interdisciplinares e ações de autocuidado.

Então, a psicologia, na atenção paliativa, vem como uma força e oportunidade para esse cuidado, oferecendo um espaço de apoio para todos durante toda a jornada do adoecimento, incluindo programas de acolhimento ao luto, em diversos serviços e ambientes. Esse profissional passa a ser um agente de transformação e poderá identificar, avaliar e manejar as urgências emocionais; acolher a expressão de conteúdos e temores que vão para além da dor física; integrar, esclarecer e orientar a tríade (paciente – equipe – família) para a promoção de um melhor plano de cuidado.

Compreende-se que a busca e adesão pelo serviço em saúde mental, seja psicológico ou psiquiátrico, avançou após a pandemia, entretanto, ainda existem alguns tabus e, por isso, a importância do apoio de toda a equipe para sensibilização e encaminhamento do paciente e família para esses serviços.

Esse cuidado em saúde mental promove a reflexão sobre o valor do tempo em oncologia, que pode ser compreendido dentro do significado que a borboleta, símbolo dos cuidados paliativos, traz com relação ao tempo vivido (*Chronos*) e o tempo de qualidade (*Kairós*). As transições da vida do ser humano, como a metamorfose da borboleta, dependendo do grau, são normalmente acompanhadas de emoções que oscilam entre perda, tristeza e medo, bem como de expectativas, esperanças e desejos, além da necessidade de um ajuste psicológico e espiritual de uma fase para a outra. É bem isso que se vivencia dentro da jornada oncológica. Os sintomas não são lineares, por isso o acompanhamento psicológico do paciente e sua família em toda a jornada.

Então, essa abordagem contribui significativamente na qualidade de vida e melhores desfechos para pacientes com câncer do sangue e suas famílias. Que tenham mais trabalhos científicos na área do cuidado paliativo e saúde mental para pacientes com cânceres hematológicos. Que mais pessoas alcancem a compreensão e a prática dos princípios dos CP.

REFERÊNCIAS

1. Alves R. O Amor que Ascende a Lua. Campinas: Papirus, 1999.
2. OMS – Organização Mundial de saúde (2003). Cuidados paliativos. Disponível em http://www.who.int/cancer/palliative/en/ Acesso em 20-07-2022.
3. Instituto Nacional de Câncer: Estimativa 2023 – Incidência de Câncer no Brasil <https://www.gov.br/inca/pt-br/assuntos/noticias/2022/inca--estima-704-mil-casos-de-cancer-por-ano-no-brasil-ate-2025>
4. Cheng HWB, Lam KO. Supportive and palliative care in hemato-oncology: how best to achieve seamless integration and subspecialty development? Ann Hematol, 2021; 100(3):601-606. doi: 10.1007/s00277-020-04 386-8. Epub 2021 Jan 3. PMID: 603.
5. Saunders C. Hospice and Palliative Care: An Interdisciplinary Approach. London: Edward Arnold; 1990.

6. ANCP (org.). Manual de Cuidados Paliativos. Rio de Janeiro: Diagraphic, 2009.
7. Castilho RK, Silva VCS, Pinto CS (org.) Manual de Cuidados Paliativos ANCP. 3. ed. São Paulo: s. n., 2021: 06; 389
8. Ferraz LFM, Ferreira APS, Guimarães TVV, De Melo Campos P. Early integration of palliative care in hematology: an urgency for patients, a challenge for physicians. Hematol Transfus Cell Ther, 2022; 44(4):567-573. doi: 10.1016/j.htct.2022.06.007. Epub 2022 Jul 30. PMID: 35989250; PMCID: PMC9605907.
9. Silva J. Bioética: Um Olhar Bioético de Quem Cuida do Final De Vida. Olinda: Nova Presença, 2017.
10. Kübler-Ross E. Sobre a Morte e o Morrer. ed. São Paulo: Martins Fontes, 2010.
11. Bowlby J. Perda, Tristeza e Depressão. V.3. São Paulo: Martins Fontes, 2004.
12. Martínez E, Barreto MP. Cuidados paliativos a la persona en la fase final de la vida. In: Durá MR (coord). Territórios da Psicologia Oncológica. Forte da Casa: Climepsi, 2002.
13. Carvalho MMMJ. A dor do adoecer e do morrer. Bol - Acad Paul Psicol, São Paulo, 2009; 29(2):322-328. Disponível em <http://pepsic.bvsalud.org/scielo.php?script=sci_arttext&pid=S1415711X2009000200009&lng=pt&nrm=iso>. Acessos em 12-05-22.
14. Ayres JRCM. O cuidado, os modos de ser (do) humano e as práticas de saúde. Saúde e Sociedade, 2004; 13(3).

DEPOIMENTOS

Olhar dos pacientes e profissionais de saúde sobre
a saúde mental na Oncologia e Onco-hematologia

DEPOIMENTO 1 – Bianca Manzoli – Nutricionista

"A empatia é a capacidade de entrar na vida do outro, entender suas dores e oferecer apoio genuíno. É o cuidado em ação."

Carl Rogers

Ao longo da minha jornada como nutricionista oncológica, tenho vivenciado uma experiência profundamente impactante, e minha visão é clara: a Psicologia desempenha um papel vital na equipe multiprofissional, sendo um alicerce fundamental para o bem-estar completo dos pacientes durante o enfrentamento da doença.

Na minha perspectiva, a presença e relevância da Psicologia nesse contexto são inegáveis. Ela proporciona um suporte emocional essencial, não apenas para os pacientes e seus familiares, mas também para todos nós, profissionais de saúde, que caminhamos lado a lado com aqueles que enfrentam essa jornada. A ansiedade, o medo, e muitos outros pontos são obstáculos que frequentemente surgem no percurso do tratamento, e um suporte emocional sólido é, sem dúvida, o pilar da resiliência.

Da minha perspectiva como nutricionista, vejo que uma abordagem compassiva e integrada, combinada aos cuidados nutricionais, desempenha um papel verdadeiramente significativo. Ela oferece não apenas apoio emocional, mas também cria um refúgio acolhedor para as famílias que compartilham essa jornada. É como estender a mão com empatia e prover uma voz calorosa, repleta de cuidado.

No meu ponto de vista, a comunicação e a colaboração entre os membros da equipe são fundamentais para proporcionar um atendimento holístico e integrado aos pacientes. No campo nutricional, a parceria entre a Psicologia e a Nutrição é crucial para ajudar os pacientes a se adaptarem às mudanças na alimentação, apetite, efeitos colaterais e ajustes no peso corporal que podem ser impactadas pelo tratamento. Trabalhando em equipe, podemos fornecer orientações específicas, estratégias personalizadas, monitorando o progresso do paciente e respeitando o seu momento, além das suas escolhas.

Para mim, é indubitável que o compartilhamento de informações e a cooperação entre toda a equipe ampliam nosso potencial de cuidado, levando em conta as necessidades físicas e emocionais de cada indivíduo. A Psicologia desempenha seu papel de mediadora, conecta os corações e as mentes de todos nós, criando uma sinergia que torna a experiência do cuidado ainda mais enriquecedora.

Em resumo, minha experiência me mostrou que a presença e a dedicação da equipe multidisciplinar representam o toque humano e empático que transforma o tratamento oncológico em uma jornada de resiliência. Que essa união entre a Nutrição e a Psicologia, entre o corpo e a mente, continue a iluminar caminhos, que cada gesto de cuidado seja um sopro de esperança, como uma dança sincronizada de cuidado e amor, que ilumina todos os caminhos percorridos nessa jornada.

DEPOIMENTO 2 – Thiago Brasileiro – Paciente

1998, 18 anos de idade, resolvi viver uma experiência universitária em outro Estado. Deixei a Bahia e parti rumo a Minas Gerais, muito feliz, afinal, a oportunidade numa Universidade Federal não poderia ser desperdiçada, associada de certo modo a uma fuga, morar fora, uma temporada longe de algumas questões familiares, como o alcoolismo, que infelizmente acompanhou meu pai durante décadas. Sempre fui muito sensível, a despedida foi marcada por muita emoção, talvez pressentindo os desafios que viriam. A Universidade Federal de Viçosa, maravilhosa, me proporcionou uma estrutura fantástica, muitos desafios acadêmicos, sociais, comportamentais. A intensidade dos relacionamentos, baladas, o famoso "sexo, drogas e rock'n'roll", trouxeram muita oscilação de rendimento acadêmico e um desligamento por insuficiência que, no mesmo ano (2001), reverti através de novo vestibular para o mesmo curso.

Problemas resolvidos, formatura se aproximando, e numa visita à namorada, em Belo Horizonte, minha atual esposa, uma convulsão durante a noite. Iniciava a primeira corrida contra o tempo. SAMU, hospitais, tomografia, diagnóstico de tumor cerebral, início com anticonvulsivos. Tudo sob controle, formatura chegou, 2006, ufa! Engenheiro! Agora o desafio seria engrenar no mercado de trabalho! A evolução foi rápida, assim como a chegada de duas filhas, 2009 e 2010. Muito focado no trabalho, super acelerado, nem mesmo o diagnóstico neurológico conseguiu me frear, precisava recuperar o tempo perdido, a saúde mental já demonstrava instabilidade.

Novembro de 2014, e o tumor benigno, mas de lento crescimento, alcançou uma área no cérebro em que ainda seria seguro uma intervenção cirúrgica. Passei esses anos apenas acompanhando a evolução e tomando anticonvulsivo, até que o neurocirurgião me convenceu a realizá-la. Nessa altura estava emocionalmente abalado pelo diagnóstico recente de meu pai, uma cirrose hepática em estágio avançado, só um transplante de fígado o salvaria. A cirurgia foi um sucesso, ele ainda conseguiu acompanhar, falecendo em março do ano seguinte.

A vida voltava ao normal, foco no trabalho, esposa, filhas, sem grandes sustos, diagnósticos. Acreditava em longas férias emocionais, mas, outro novo e gigante desafio chega para mudar radicalmente a minha vida, o diagnóstico de leucemia mieloide crônica (LMC) em março de 2017.

A essa altura, calejado, confesso que não senti tanto emocionalmente. Entretanto, um diagnóstico de LMC muda radicalmente a vida de um paciente, o tratamento, os exames invasivos de medula óssea e a possibilidade de um transplante, assim como o quimioterápico oral e seus efeitos colaterais em busca da tão sonhada resposta molecular por meio dos exames BCR-ABL via PCR. Entrou novamente em ação o paciente curioso, determinado, empoderado. Está em meu DNA conhecer de forma minuciosa os desafios, entender o que ocorreria comigo. Conheci a Abrale (Associação Brasileira de Linfoma e Leucemia) e seu *site* quando o hematologista pediu que fugisse do Dr. Google, indicando-o.

Senti necessidade de interagir com outros pacientes, rapidamente me vi entre os grupos nas diversas redes sociais, contribuindo com interpretação de exames, intermediando doação de medicamentos, trocando experiências sobre efeitos colaterais etc. Logo chegaram os convites para administrar grupos e integrar o Comitê de Pacientes da Abrale. Não consegui resposta molecular com o primeiro quimioterápico, pela primeira vez me senti assustado, emocional abalado, muito mais que com o próprio diagnóstico. Ansiolíticos e tranquilizantes já faziam parte de minha vida pela herança neurológica, e foram intensificados, tive nesse momento contato pela primeira vez com uma psicóloga da clínica onde sigo até o hoje o tratamento da leucemia.

Com a troca de quimioterapia consegui a tão sonhada resposta molecular. O transplante de medula óssea ficou em último plano com a remissão, chamada de cura funcional na LMC, uma vez que mesmo com resposta satisfatória é necessário seguir com a terapia.

2019, ano intenso, acompanhei um paciente de LMC que, infelizmente, não teve resposta com nenhuma das alternativas terapêuticas, e contrariando o prognóstico, passou nove meses com a doença, tinha apenas 19 anos. A mãe se apegou muito a mim, e comigo não foi diferente. Senti muito, emocionalmente abalado, precisava de amparo psicológico. Como me senti bem, acolhido, abraçado, entre tantos aprendizados entendi que precisamos nos fortalecer, entender o nosso limite, a nossa fronteira, estar bem é fundamental para ajudar, acolher! Abençoada psicóloga! Vivi o luto, enxuguei as lágrimas, e segui no que encaro como uma grande missão. Foi realmente um divisor, hoje sigo mais forte, com o mínimo de equilíbrio para encarar desafios e seguir acolhendo.

Pandemia! Março de 2020, o novo coronavírus chegou literalmente parando o mundo. Tudo novo, um inimigo invisível. Paciente oncológico, hipertenso, obeso! Um prato cheio, e novamente um desafio emocional. Segui focado no trabalho, no voluntariado, na causa oncológica. Pensei muito em minha família na Bahia, principalmente em minha mãe. Fui demitido, sem justificativas, provavelmente por ser paciente oncológico numa pandemia, felizmente consegui recolocação em poucas semanas. Já em outro emprego, o desligamento não deixava de me perturbar, surtei, entrei em colapso, momentos de choro fácil, impaciente, não consegui me equilibrar. Resolvi então, após 23 anos em Minas Gerais, entre Viçosa e Belo Horizonte, encerrar a jornada na terra do pão de queijo e voltar para Bahia com minha esposa e filhas. A princípio seria um longo descanso que teve o retorno definitivo concretizado com nova oportunidade profissional.

Logo percebi que a nova etapa seria muito desafiadora. Mudei de Estado, de uma grande capital para uma cidade pequena com menos oportunidades, não poderia errar, queimar talvez o único cartucho. As mudanças foram radicais, uma nova profissão, escola das crianças, desgaste conjugal, afinal, ela é de Belo Horizonte. Venda de imóvel em Minas Gerais, construção na Bahia, início em novo emprego. Humanamente impossível, sozinho, sair do olho desse furacão.

Como disse anteriormente, a experiência com uma psicóloga de forma mais intensa (2019) me trouxe uma série de aprendizados, principalmente a pedir ajuda, socorro! Os profissionais da saúde mental são imprescindíveis, a cada contato com eles fico mais encantado e me pergunto: por que não busquei antes? Não consigo mais pautar minha vida sem acompanhamento psicológico, me sinto mais seguro, mais assertivo nas decisões. Compartilhar minhas angústias, decepções, tristezas, não é mais algo tão complexo, muito menos compartilhar novos projetos, receber dicas, orientações de profissionais centrados que emanam empatia, que dominam a arte de acolher.

Passei a me sentir esgotado, intensa fadiga física e mental. Antes já era uma missão complexa, dessa vez, praticamente impossível conciliar tantos "personagens" com as mesmas intensidades. Caíam as máscaras emocionais utilizadas pelo profissional, pai, marido, filho, paciente ativista etc.

As orientações parecem óbvias em alguns momentos, como se no fundo já soubesse que não preciso me cobrar tanto, e que "Todo Super-Homem tem seu dia de Clark Kent", mas, apenas parecem! O que seria de mim sem uma psiquiatra que apareceu em minha vida? Num momento em que sofria muito por não conseguir mais ter a mesma *performance*, sem conseguir conciliar todas as responsabilidades que assumi ao longo de anos. Quanta gratidão! Troca de experiências, o clímax da empatia, a busca por um fármaco mais adequado para a ansiedade e para as dificuldades de desligar, já que nunca tive problemas com sono, tenho o cérebro do Ayrton Senna, acelerado. Posteriormente, a busca constante pelo desmame das medicações, ainda não chegou o momento, quem sabe breve! A vida pede equilíbrio, e esse deve ser nosso grande objetivo.

Consegui, com os doutores da saúde mental, psicólogos e psiquiatra, alguns ajustes fundamentais em minha rotina, na minha autocobrança, e sugestões pontuais para os novos projetos. A disciplina espiritual faz parte, sempre fez, do momento equilibrado que vivo, assim como a prática de atividades físicas, e a busca constante para identificar outros fatores que possam levar à exaustão física e mental. Por exemplo, descobri nesse percurso que tinha o sono comprometido com grave apneia, uma polissonografia diagnosticou. Já estou em tratamento, dormindo melhor, acordando mais disposto.

É fundamental a entrega, a confiança. Lembrar que por trás de falas mansas e semblantes fraternos, existem também profissionais que estudaram muito, preparados para nos ajudar. Lembrando de um meme famoso: se não tem as manhas, chama um profissional.

Hoje estou muito bem, conseguindo colocar em prática todas as orientações, aprendizados. Consciente que a melhora é contínua, e com persistência, humildade, dedicação, passarei de forma mais leve pelas oscilações da vida, altos e baixos que existem para mostrar que estamos vivos. Um autocuidado diário que nos ajuda a sair do modo automático, de nos aproximarmos da espiritualidade, e, como diz uma de minhas referências, quando o assunto é saúde mental, é decisão individual, diária e intransferível.

DEPOIMENTO 3 – Itaciara Monteiro – Enfermeira

Eu acredito que a Psicologia seja importante ajuda no manejo das questões da minha especialidade. Eu, como enfermeira, vejo que o psicólogo na Oncologia pode ajudar em diversas situações, então a atuação desse profissional é fundamental e nos auxilia a sermos mais humanos no que diz respeito ao próximo. Lidamos com vidas, que por um certo período se encontram fragilizadas e sem motivação.

Acredito que a participação do psicólogo é muito efetiva no manejo e no atendimento oncológico. Os pacientes acabam possuindo melhor ajustamento à doença, redução dos distúrbios emocionais, como ansiedade e depressão; acabam aderindo melhor ao tratamento e também diminuindo os sintomas adversos associados ao tratamento do câncer.

O psicólogo busca compreender acerca de como o ser humano cria sua história e pode utilizar essa ciência para conduzir uma pessoa à autodescoberta, à compreensão sobre as suas dificuldades e à forma com que se relaciona com seu mundo interior e exterior.

DEPOIMENTO 4 – Priscilla Mendoza – Fisioterapeuta

Na minha experiência no atendimento do paciente oncológico, sempre vi a necessidade de uma intervenção multiprofissional para abranger todos os aspectos da vida desse paciente, que vê sua trajetória mudar totalmente de uma hora para outra após o diagnóstico.

E um profissional que não podia faltar nesse acompanhamento era o psicólogo. Sempre observei como esse profissional tem um papel essencial para ajudar o paciente a enfrentar todo esse processo, muitas vezes longo e doloroso, auxiliando na adaptação dessa nova realidade, buscando melhores formas de enfrentar a doença e o tratamento durante todas as fases.

Essa diferença era claramente vista nos meus pacientes, quando tinham e quando não tinham esse acompanhamento psicológico, pois aqueles que o faziam, apresentavam melhora na adesão ao tratamento, melhores estratégias de enfrentamento e melhora na qualidade de vida. E isso, com certeza, me auxiliava muito na minha parte de reabilitação na Fisioterapia.

Sempre reforço para os meus pacientes a importância e a necessidade de um acompanhamento psicológico nesse momento da vida!

DEPOIMENTO 5 – Sara Crispilho – Enfermeira

Eu acredito que a Psicologia seja parte fundamental do tratamento oncológico, porque contribui para a estabilidade emocional e encorajamento do paciente para enfrentar a doença.

Durante minha trajetória profissional como Enfermeira Oncologista, vivenciei diversas situações em que o papel da Psicologia foi essencial para toda equipe, e principalmente para o paciente e familiar, contribuindo para um desfecho positivo e significativo.

É muito difícil receber um diagnóstico de câncer, e poder contar com o apoio da Psicologia na minha rotina de trabalho é extremamente gratificante, pois ajuda muito no manejo das questões da doença, além de contribuir para o melhor enfrentamento e uma boa qualidade de vida em todos os estágios do tratamento do paciente.

A Psicologia presta inestimável ajuda no seguimento do tratamento oncológico, e fez total diferença na minha vida profissional e na de todos os pacientes por mim assistidos. Acredito que sem o suporte da Psicologia os desfechos não teriam sido tão satisfatórios.

DEPOIMENTO 6 – Veraldo Nascimento – Paciente

Descobri o câncer aos 42 anos de idade, diagnosticado com leucemia mieloide crônica (LMC), em 2019.

No primeiro momento, fiquei com medo e muito triste, porque tinha uma vida muito ativa, trabalhava muito. Minha disposição para fazer os serviços era muito boa, depois fui percebendo que não iria mais conseguir ter uma disposição como a de antes. Ficava cansado, um pouco desanimado, a minha cabeça estava pensando uma coisa, mas meu corpo não aguentava mais o processo de trabalho. Comecei a ficar depressivo e muito triste, me abalou emocionalmente.

Conheci a Abrale e busquei ajuda para o meu tratamento, para saber mais sobre o câncer e para poder me ajudar nessa hora difícil, porque ao receber esse diagnóstico parece que o mundo se acaba. Chorava dia e noite, tentando entender o motivo e por que estava acontecendo isso na minha vida.

Quando cheguei na Abrale fui muito bem acolhido e comecei um tratamento com a psicóloga. Esclareceram tudo aquilo que iria se passar na minha vida. Ao longo dos dias e das consultas, fui entendendo mais as coisas, o que me ajudou muito nesse processo de aceitação e na maneira de ver a vida, de outra forma, mais bonita, para enfrentar esse período.

Estou muito feliz de ter conhecido a associação e de ter o prazer de fazer o tratamento com a psicóloga, que me ajudou e ainda ajuda como enfrentar o câncer no dia a dia. Ela me deu a clareza de saber que precisamos ter uma qualidade de vida melhor, como na alimentação, e sempre buscar as coisas boas, aceitar o processo.

Consegui enfrentar, com ajuda da Abrale, o processo da empresa que trabalhava, até mesmo como conseguir lidar com a doença.

E a ajuda do psiquiatra que a própria Abrale me indicou foi essencial para a minha vida, sendo que até hoje eu faço esse acompanhamento. Foi fundamental tomar os remédios que ele passou para enfrentar a depressão e a ansiedade.

Às vezes, temos uma recaída, mas nada que possamos ficar muito tempo sem ajuda de profissionais da saúde mental, que são muito importantes nessa fase de viver com câncer.

Graças às consultas dos profissionais da Abrale, comecei a fazer atividade física, ter uma alimentação saudável, buscar uma qualidade de vida melhor e, principalmente, cuidar da saúde mental.

Em contrapartida, temos que manter a calma, o pensamento positivo para podermos viver melhor e em paz. É uma luta difícil, mas temos que agradecer a Deus pela vida que estamos vivendo.

Eu não sei o que seria de mim sem a ajuda da psicóloga da Abrale, que me ensinou a ver o câncer com outros olhos, viver uma vida repleta de felicidade e suportar o processo que é muito doloroso e cansativo.

Sempre acredite que você está curado, só é uma fase que logo irá passar, que a vitória é certa, que Deus não dá um fardo para quem não consegue carregar. Triste sim, desistir nunca.

A vida hoje é mais leve, estou aceitando mais as coisas, estou mais feliz. Agradeço sempre ao me levantar, sempre buscando o melhor a ser conquistado e aprender a amar e ajudar o próximo, aceitar o processo.

Agradeço ao trabalho da Abrale e aos profissionais que dela fazem parte para nos ajudar, pacientes de câncer, a viver com mais qualidade e enfrentar o processo.

DEPOIMENTO 7 – Valéria A. de Farias Diniz – Paciente

Sou uma mulher de 54 anos, casada e com a vida completamente transformada após o dia 9 de julho de 2021. Nessa data, feriado estadual da Revolução Constitucionalista de 1932, não imaginava que iria transformar-se em um divisor de águas em minha vida para sempre.

Alguns dias antes, acometida de forte gripe, fui diagnosticada com Covid-19, e em casa, seguindo as orientações médicas, percebi sangramento em minhas fezes e urina. Preocupada com essa situação atípica, fui ao médico e então veio a diagnose de adenocarcinoma. Iniciei o tratamento na Abrale, organização sem fins lucrativos onde uma de minhas irmãs trabalha. Lá, recebi inicialmente o suporte hospitalar e psicológico.

Independente, autossuficiente e por vezes até arrogante, gozava saúde e tinha orgulho de não dar trabalho às pessoas ao meu redor. Meu câncer era muito agressivo, sentia fortes dores e perdi o chão no momento em que vi que não poderia mais exercer minha profissão de cabeleireira, dar o esmero que sempre tive a meu lar, ser esposa e ficar distante da minha religião – sou Católica Apostólica Romana e sempre realizei trabalhos altruístas, mas buscando o anonimato e tenho consciência que sou somente um instrumento de Deus, pois Ele age e eu sou somente uma ferramenta, e nunca exibi ou me vangloriei por ter ajudado algum ser humano.

Ficar distante do que me fazia bem acarretou um período obscuro em minha vida, permeado de insegurança e medo. Não achava justo o que estava acontecendo, cheguei a questionar a Deus sobre o fardo pesado dessa grave enfermidade, pois estava depressiva, havia descoberto o tumor após uma viagem maravilhosa ao Nordeste, com meu marido, onde vivenciei momentos ímpares, lugares que nunca havia visitado e que para sempre farão parte do mosaico construído por mim e ele no vitral de nossas vidas, mas não entrava mais luz nele, não se refletiam imagens de momentos sagrados ao lado do meu marido, eram somente trevas. Arredia, resisti o quanto pude a fazer tratamento psicológico, mas, com incentivo de minha irmã, meu marido e minha mãe, fui convencida a iniciar a terapia, mesmo contra minha vontade.

Estava na melhor fase de minha vida, no auge de meus 52 anos, portanto, não estava preparada para essa metamorfose. Minha psicóloga da Abrale foi um presente de Deus em minha vida. Tivemos uma conexão empática desde nosso primeiro encontro, mesmo que tenha sido *on-line.* Trilhar uma nova vida teve muitos percalços, mas a terapia foi ponto chave e crucial. Com ela consegui me abrir, tive dela incentivo a ser fiel naquilo que acredito e ser fidedigna de minha espiritualidade. Se me frustrava por não ser cabeleireira, que eu pudesse dedicar mais tempo a meu *hobby* de artesanato; se não pudesse lavar uma louça, que lavasse dois copos; se não pudesse lavar todos os chapéus Panamá do meu marido, que lavasse o que ele fosse usar no dia seguinte; se não pudesse ir aos grupos de oração ou à paróquia, que usasse as redes sociais para aconselhar e rezar junto às pessoas que necessitam. Nas palavras dela, aprendi a dar "meu máximo", e com o tempo, vi que era gratificante poder dar o meu melhor, fazer o melhor, dentro das minhas limitações.

Outra ajuda importante por meio da Psicologia foi a aceitação do meu corpo. No dia 13 de maio de 2022, realizei uma cirurgia para retirada do tumor, e como sequela, tenho que, para o resto de minha vida, fazer uso de uma bolsa de colostomia. A terapia me ajudou em dois momentos: a viver o luto de ter perdido meu "antigo" corpo e o nascimento de um "novo" corpo. Segundo a psicóloga, devo olhar para a pessoa Valéria, para além do estético. Aprendi a amar e aceitar esse meu novo corpo e o que foi vultoso e calou fundo em mim foi o fato dela me dizer que não é errado chorar, que tinha o direito de ficar triste, de me indignar, afinal, foi uma vicissitude muito avultante em minha vida.

Hoje, ao ir ao hospital e ver pessoas acometidas de câncer, como eu, furiosas, revoltadas com sua condição e maltratando recepcionistas, enfermeiras e até mesmo seus acompanhantes, me coloco no lugar e imagino meu posicionamento sem a ajuda psicológica. Me sinto forte, estruturada, e hoje, em janeiro de 2023, mesmo sabendo do retorno do tumor, estou superando essa fase de novas quimioterapias com maior confiança na vitória.

Durante os 13 dias que fiquei na UTI após a cirurgia da retirada de tumor, a terapia me fez vencer o medo de ficar sozinha no escuro, e na atual conjuntura, não temo uma possível nova cirurgia ou novas sessões de quimioterapia. Sou incentivadora de que todas as pessoas façam terapia, que possam passar pelas fases obumbradas e que se irradiem de esperança. Sem sombra de dúvidas, a terapia foi e é muito importante em minha vida, pois nela aprendi a dar o "meu tudo".

DEPOIMENTO 8 – Felipe C. Batista – Paciente

Tenho 46 anos de idade e resido no interior de São Paulo, na cidade de Bauru.

Em agosto de 2021, estava com a minha rotina de vida normal, de repente começaram a aparecer alguns sintomas um tanto intrigantes, sendo o primeiro, uma febre anormal que se iniciava sempre no final do dia; o segundo, muita dor nas pernas, principalmente na panturrilha esquerda; e o terceiro, um sangramento na gengiva.

No dia 07/09/2021 (Feriado Nacional) passei o dia inteiro em casa e quando chegou a noite tive uma febre muito alta, quase 40 graus! Minha esposa prontamente me acompanhou até uma Unidade de Pronto Atendimento (UPA), onde fui atendido por uma médica que pediu alguns exames, sendo raios X do pulmão, face do rosto e um hemograma. No outro dia, com o resultado em mãos, tive uma reviravolta em minha trajetória com um diagnóstico de leucemia mieleoide aguda (LMA). Diante desse resultado, comecei uma batalha pela vida, mas, ao mesmo tempo, Deus estava comigo, segurando a minha mão, juntamente com minha esposa, familiares e alguns amigos!

O tratamento se iniciou imediatamente, afinal não poderíamos perder mais tempo, a minha vida estava em risco. Começamos a primeira fase (indução) e lá se foram trinta dias de internação, com várias doses de quimioterapia e muitas bolsas de sangue, plaquetas e antibióticos. Emagreci dez quilos, não conseguia comer, vomitava muito, mas sempre com a fé de que tudo passaria. A segunda fase começou (consolidação) e lá se foram quatro meses de internação com algumas altas hospitalares, mas sempre retornando ao hospital com muita febre, anemia, plaquetas baixas e vômitos. Com mais essa etapa vencida, entrei na terceira fase do tratamento (remissão) e, com a graça de Deus, estava me sentindo bem melhor.

Após essa fase, fui transferido para o Hospital Amaral Carvalho, que fica localizado em Jaú, próximo da minha cidade, para fazer consultas e exames. Para meu tipo de leucemia havia a necessidade de fazer o transplante de medula óssea e na minha família tenho dois irmãos que foram submetidos ao teste de compatibilidade. Começaram as minhas esperanças de que tudo iria caminhar para a tão esperada cura, só que as notícias não foram muito boas: um irmão deu zero compatibilidade e o outro 50%. Fui colocado no banco de dados do REDOME com a esperança de algum doador ser totalmente compatível (a probabilidade é de um a cada cem mil para dar certo). Foram dias e dias intermináveis, mas Deus operou mais uma vez e apareceu um doador, ou melhor, um anjo na minha vida, 100% compatível, e até com o tipo sanguíneo igual ao meu, ou seja, um irmão que um dia irei conhecer! Pelas poucas informações que tenho ele é um alemão, reside na Alemanha e tem aproximadamente 28 anos.

No dia 30/05/2022 fui internado para fazer o tão esperado transplante. Foram sete dias de quimioterapia muito agressiva para eliminar as células doentes; no dia 07/06/2022 fui transplantado e recebi a nova medula!

Logo após o transplante os cuidados foram redobrados, afinal, a minha nova medula estava fabricando todos os componentes necessários do sangue e o meu organismo não poderia perceber essa troca que foi feita. Passei momentos difíceis, com muitos cuidados e tomando uma média de 25 comprimidos ao dia. Foi um período que comecei a repensar sobre tudo o que estava acontecendo em minha vida. Fiquei abalado diante de muitas mortes no hospital, das amizades que fiz com colegas de quarto e muitos infelizmente faleceram, pessoas com vários tipos de enfermidades oncológicas, e comecei a ter várias crises de choro, meu coração ficava acelerado e já não conseguia dormir à noite.

Devido a esses fatores, a minha esposa fez a inscrição no grupo de apoio terapêutico psicológico da Abrale para ter consultas *on-line* com psicólogas, o que, sem sombra de dúvidas, foi uma das melhores escolhas.

A Abrale foi um divisor de águas na minha vida, ali encontrei conforto, carinho, dedicação, humanidade e o principal de tudo, amor ao próximo. Eu fui submetido a um tratamento oncológico muito pesado, precisava de um apoio psicológico e encontrei na Abrale. Tenho muita gratidão, e hoje posso falar do fundo do meu coração que tudo na vida tem um propósito para enxergarmos com outros olhos como realmente devemos segui-la.

Com a terapia consegui me recuperar emocionalmente, conheci outras pessoas que estão por começar o tratamento e trocar algumas experiências com todas elas. A psicóloga sempre nos orientando e transmitindo uma paz interior para acalentar o nosso emocional.

Que trabalho lindo desse time de pessoas enviadas por Deus para ajudar o próximo, meus parabéns para a Abrale! Que essa corrente prossiga na vida de muitas pessoas que estão em algum tipo de tratamento oncológico e que possa trazer muita esperança de sobrevida para todas elas. Hoje estou recuperado emocionalmente e o meu tratamento continua, porém de forma mais branda, com apenas três comprimidos ao dia e sem a leucemia no meu sangue! Voltei a trabalhar, fazer caminhadas, passear de carro, moto e admirar as pequenas coisas da vida! Gratidão!

Hoje posso falar que tudo posso naquele que me fortalece!

DEPOIMENTO 9 – Andréia Santoro – Paciente

Em janeiro de 2020, tive o diagnóstico de câncer! Naquele dia 23, ao saber do resultado de todos os exames, perdi meu chão e a primeira coisa que me veio à cabeça foi: "vou morrer, nem vou ver meu filho se formar, meu mais novo crescer, quantos dias me resta de vida?". Eu me perguntava isso todos os dias.

Antes do diagnóstico concreto, meu corpo deu sinais de que algo não estava bem. Ignorei alguns, mas um sinal que me intrigou foi uma leve anemia em um exame de rotina, isso em julho de 2019. O médico daquele momento também não deu muita importância, e me receitou sulfato ferroso para tomar por seis meses.

Com dois meses tomando o medicamento receitado, me sentia muito cansada, perdendo peso, um caroço no pescoço que, às vezes, dava o ar da graça, e em outras, não!

Em setembro de 2019, tinha uma consulta com ginecologista e tive a ousadia de conversar sobre o que eu estava sentindo e pedir uma segunda opinião sobre os exames de julho. Ele poderia simplesmente falar que não era a área dele e nem opinar, mas naquele momento ele me ouviu! Ouviu minha queixa, me examinou e imediatamente me encaminhou para avaliação com hematologista. O agendamento da consulta foi para final de outubro de 2019, e os sintomas só pioravam.

Chegou o dia da consulta com o hematologista que ia avaliar meu caso. Solicitou muitos exames. O hemograma que fiz de urgência detectou uma anemia avançada e, até fazer todos os outros exames era preciso controlar a anemia, então começaram as sessões de ferro na veia, duas a três vezes na semana.

Novembro chegou e junto com ele veio um dos sintomas, a febre noturna – ela sempre vinha por volta das 21h.

Com alguns exames em mãos e todos os sintomas que eu estava sentido, o hematologista solicitou avaliação do médico cirurgião de cabeça e pescoço. Consegui a consulta para dia 24 de dezembro e depois de 3 horas de espera fui informada que o médico não viria, afinal era véspera de Natal.

Só Deus mesmo para tomar conta de mim! Minha saúde mental e as emoções já estavam à flor da pele, não queria mais sair de casa e nem ver ninguém.

Pedia a Deus para que os dias passassem rápido e que chegasse logo o dia da consulta com o cirurgião, em 7 de janeiro de 2020. Os dias passavam e os sintomas só pioravam.

Fiz a biópsia em 10 janeiro. Aguarda resultado, pega resultado, recebe diagnóstico e vem a informação de que não tem tratamento na cidade e a solicitação de uma vaga no CROSS (sistema SUS).

A vaga saía depois de vinte dias para uma avaliação com a equipe. Nessas horas, o tempo se torna inimigo porque passa rápido, mas o mesmo tempo agrava a doença, um câncer no estágio IV avançado. O médico disse para o meu marido: "é tudo ou nada, vou começar com um ciclo forte, pois se ela sobreviver será curada".

Faltavam poucos dias para eu completar meus quarentas anos, meus "quarentei". Tinha planejado festão, mas o presente que ganhei foi iniciar a quimioterapia um dia depois do meu aniversário, em 17 de fevereiro. Me agarrei ao fio de esperança da cura que o médico falou, e fui.

Naquele momento, eu já não conseguia dar conta, sozinha, das minhas emoções. Era como se eu não tivesse controle sobre mim, eu chorava, me isolava, tinha medo de dormir, palpitação no peito e coração na boca.

Fui internada após o primeiro ciclo de quimioterapia por conta da "neutropenia febril". Também tive a perda do cabelo, meus longos cabelos cacheados.

Cada pessoa reage de um jeito diante de um diagnóstico de câncer. Umas querem gritar para o mundo ouvir, já eu fui o oposto e não queria que ninguém soubesse, porque não gostava daquele olhar de dó das pessoas, não queria ouvir "logo logo morre".

Aquelas poucas pessoas sabendo, para mim estava ótimo, mas precisava trabalhar minhas emoções, precisava me aceitar daquele jeito doente, careca e cheia de medos.

Precisava de ajuda! A quem procurar? Onde procurar? Pois além da doença que eu estava passando, o Brasil vivia a pandemia da COVID-19.

Procurando sobre a doença na internet, me aparece uma *live* da Abrale, falando a respeito e oferecendo gratuitamente apoio psicológico aos pacientes.

Entrei em contato pelo WhatsApp e, uma vez na semana, tinha uma psicóloga para me ouvir *on-line*.

Nas conversas, consegui falar sobre meus medos, sobre os assuntos que mais martirizavam os meus pensamentos.

Me lembro de uma conversa em que ela me perguntou: "o que você sonha em realizar neste momento?". Eu disse que queria ver meu filho se formar engenheiro, acompanhar o crescimento do meu filho caçula, mas que nem sabia se dava para mim.

Ela me disse: "não sabemos, mas sabemos que você fez e sempre vai fazer parte do processo desde o início".

Em um outro diálogo eu disse: "não quero tomar esse monte de remédio para dormir, vou ficar viciada".

E ouvi: "tenha o remédio como seu aliado, 'vou tomar porque vai me fazer bem'!".

Foram tantas as conversas, as trocas de ideias, as orientações de escutar os dois lados da história.

Momentos valiosos que guardo no meu coração. Aprendi a controlar minhas emoções, a falar sobre meus sentimentos.

Hoje estou em remissão há dois anos e sete meses, na rotina que eu amo, ser mãe, esposa, filha, irmã, empresária, tantos adjetivos cabe dentro do meu SER. Permaneço buscando cuidar da saúde e atenta a cada sinal.

Gratidão a Deus, à vida e à Abrale.